V&R

Andreas Hillert / Stefan Koch / Susanne Hedlund

Stressbewältigung am Arbeitsplatz

Ein stationäres berufsbezogenes Gruppenprogramm

TRAINERHANDBUCH

Mit 55 Abbildungen und 7 Tabellen

Vandenhoeck & Ruprecht

Illustration: Andrea Schraml, Freiburg (www.illustration-schraml.de)

Der Druck erfolgte mit freundlicher Unterstützung der Medizinisch-Psychosomatischen Klinik Roseneck, Prien am Chiemsee.

Bibliografische Informationen der Deutschen Nationalbibliothek

Die Deutsche Nationalbibliothek verzeichnet diese Publikation in der Deutschen Nationalbibliografie; detaillierte bibliografische Daten sind im Internet über ‹http://dnb.d-nb.de› abrufbar.

ISBN 978-3-525-49104-1

Printed in Germany.
Satz: SchwabScantechnik, Göttingen
Druck und Bindung: Quensen Druck + Verlag, Hildesheim/Lamspringe

Gedruckt auf alterungsbeständigem Papier.

Inhalt

Vorwort – Stressbewältigung am Arbeitsplatz

Bedarf ein Therapiemanual zur »Stressbewältigung am Arbeitsplatz« (SBA), das auf die Situation beruflich belasteter psychosomatischer Patienten fokussiert, heute noch einer weitergehenden Begründung oder gar Rechtfertigung? Dass die Bedingungen auf dem Arbeitsmarkt härter geworden sind, insbesondere für gesundheitlich beziehungsweise psychosomatisch vorbelastete Menschen, ist für jeden, der in die Behandlung dieser Patienten involviert ist, unübersehbar. Das vorliegende Manual verfolgt das Ziel einer verbesserten, stabileren beruflichen Wiedereingliederung psychosomatischer Patienten durch Förderung eines angemessenen, selbstsicheren Umganges mit den verschiedensten (nicht-fachlichen) Anforderungen am Arbeitsplatz. Angesichts der komplexen Interaktionen psychischer Gesundheit mit der biopsychosozialen Wirklichkeit des individuellen Patienten sollte SBA von möglichst erfahrenen, insbesondere auch in der Durchführung von Gruppentherapien geübten ärztlichen und/oder psychologischen Psychotherapeuten durchgeführt werden. SBA umfasst acht doppelstündige Sitzungen (90 Minuten), was bei zwei Sitzungen/Woche einen zumindest vierwöchigen, bei Verdichtung des Programms auf drei Sitzungen/Woche einen dreiwöchigen stationären Aufenthalt voraussetzt. Auch wenn SBA bislang nur in der stationären Behandlung psychosomatischer Patienten evaluiert wurde, liegen inhaltliche Adaptationen für Bereiche der Sucht und der medizinischen Rehabilitation nahe; ein entsprechendes Projekt wird derzeit im Bereich der orthopädischen und der kardiologischen Rehabilitation durchgeführt[1] (Hillert et al., 2007).

Zunächst mag überraschen, dass bisher kein evaluiertes berufsbezogenes Gruppentherapieprogramm zur Verfügung stand. An einem allgemeinen Mangel an Behandlungsmanualen im Bereich der Psychotherapie und Rehabilitation kann es nicht gelegen haben. Das Spektrum einschlägiger – zumeist kognitiv-verhaltenstherapeutisch fundierter – Therapieprogramme ist nahezu unüberschaubar breit. Es umfasst manualisierte Entspannungstrainings, syndrom- und diagnosebezogene Therapieprogramme, beispielsweise zur Angst-, Depressions- und Zwangsbewältigung. Darüber hinaus liegen zahlreiche Manuale zur verbesserten Bewältigung körperlicher beziehungsweise körperlich erlebter Störungen (chronischer Schmerzen, Diabetes, Hauterkrankungen u. v. m.) vor; wiederum andere zielen auf eine Verbesserung umschriebener Aspekte sozialer und persönlicher Kompetenzen ab, vom klassischen Selbstsicherheitstraining über die Förderung von Kernkompetenzen wie Entscheidungsfähigkeit oder auch Emotionsbewältigung bis zur Förderung des

1 »Entwicklung und Evaluation eines indikationsübergreifenden Schulungsmoduls zur beruflichen Orientierung in der medizinischen Rehabilitation mit niederschwelligem Zugang« (Laufzeit 05/2005 bis 04/2007; Förderkennzeichen 01GD0402 [Klinik Roseneck, Prien] und 01GD0403 [Universität Mainz]), gefördert im Förderschwerpunkt Rehabilitationswissenschaften des Bundesministeriums für Bildung und Forschung und der Deutschen Rentenversicherung.

Selbstmanagements. Und natürlich sind – allerdings nicht für die oben umschriebene Zielgruppe spezifiziert – Stressbewältigungstrainings auf dem Markt, die inhaltlich Elemente von Entspannungstrainings, sozialen Kompetenz- und Kommunikationstrainings sowie Strategien zur Reflexion und Veränderung dysfunktionaler kognitiver Schemata, das heißt überhöhter Selbstansprüche und anderer »Stressverstärker«, integrieren.

Dass angesichts unübersehbarer beruflicher Probleme vieler psychosomatischer Patienten der naheliegende Schritt in Richtung einer dezidiert berufsbezogenen Therapiegruppe erst spät vollzogen wurde, dürfte durch ein traditionelles medizinisch-therapeutisches Selbstverständnis mitbedingt sein. Demnach kann ein dank sachkundiger Behandlung glücklich genesener Patient anschließend, weil gesund, auch wieder problemlos seine Arbeit bewältigen. Und zielt letztlich nicht alles, was in Kliniken, in medizinischen wie psychotherapeutischen Settings geschieht, auch darauf ab, dass Patienten später in ihrem Beruf zurechtkommen? Zudem: Wozu braucht es zusätzliche berufsbezogene Programme, wenn die Förderung der beruflichen Reintegration in die Zuständigkeit der Sozialberatung fällt und in einen nicht-psychotherapeutischen Kontext delegierbar ist? Wir sehen – gewissermaßen als Antwort auf diese hier zugegebenermaßen rhetorisch akzentuierten Fragen – die therapeutische Notwendigkeit einer berufsbezogenen Therapiegruppe vor allem darin, den Transfer der unter anderem im stationären kognitiv-verhaltenstherapeutischen Setting erreichten Therapiefortschritte in die Arbeitswelt der Betroffenen zu verbessern. Neben den institutionellen Schnittstellen gilt es, die in der Wahrnehmung und Bewertung der Betroffenen liegenden »intrapsychischen« Barrieren zu überwinden (»In der Klinik schaff' ich das, aber am Arbeitsplatz ist alles anders …«). Dies entspricht nicht zuletzt dem Hauptauftrag der durch die Rentenversicherer getragenen stationären psychosomatischen Rehabilitation und schließt eine Lücke in bestehenden stationären Behandlungsprogrammen.

Der primär pragmatische Charakter der Thematik hat zudem sicherlich mit dazu beigetragen, dass das Feld beruflicher Belastung und Bewältigung bislang auch für die Psychotherapieforschung wenig attraktiv erschien und dort bis heute ein Schattendasein führt. Erst in den letzten Jahren wurden berufsbezogene Behandlungskonzepte intensiver beforscht und diskutiert. Hierzu gaben die rehabilitationswissenschaftlichen Förderprogramme, die auf eine gemeinsame Initiative der (seinerzeitigen) Bundesanstalt für Arbeit (BfA), der heutigen Deutschen Rentenversicherung, und der Deutschen Forschungsgemeinschaft (DFG) zurückgingen, wichtige Impulse.

Dass das SBA-Manual in der vorliegenden Form möglich wurde, ist einer Folge von glücklichen Umständen zu verdanken. In der kognitiv-verhaltenstherapeutisch ausgerichteten Medizinisch-Psychosomatischen Klinik Roseneck gab es seit deren Gründung 1984 engagierte Sozialtherapeutinnen, die ergänzend zur stationären Psychotherapie schon früh therapiebegleitende berufliche Belastungserprobungen, das heißt meist halbtägig und mehrwöchig angelegte Praktika für Patienten an externen Praktikumsplätzen, organisierten. Im Rahmen der ersten Förderphase des Reha-Forschungsverbundes Bayern (RFB) wurde es möglich, diese externen beruflichen Belastungserprobungen für stationär behandelte psychosomatische Patienten im Rahmen einer randomisierten Studie[2] zu evaluieren (Hillert et al., 1998; 2002). So vielversprechend die Ergebnisse waren, so deutlich wurden die Grenzen des Ansatzes. Die Zahl der hochgradig beruflich belasteten Patienten überstieg bei weitem das, was im Klinikalltag im Rahmen personalintensiver und vom Angebot an Praktikumsplätzen abhängigen Belastungserprobungen angemessen behandelbar war. Hiervon ausgehend lag es nahe, eine die Belastungserprobung ergänzende »Aufarbeitungsgruppe« zu einer berufsbezogenen Therapiegruppe auszubauen. Die Möglichkeit hierzu, einschließlich der Evaluation im Rahmen eines kontrollierten Designs, ergab sich dann von März 2002 bis Mai 2005 im Rahmen der zweiten Förderphase[3].

Das hier vorgelegte SBA-Manual ist unmittelbar aus diesem Projekt hervorgegangen. Dies hat den Vorteil, dass auch auf der Basis katamnestischer Daten über die Akzeptanz, Praktikabilität und differenzielle Wirksamkeit Aussagen möglich sind (vgl. Abschnitt 1.5). Das Manual entspricht inhaltlich weitgehend dem evaluierten Programm. Es wurden lediglich Abläufe optimiert und die Instruktionen auf ein im klinischen Alltag praktikables Maß reduziert.

Die drei Autoren sind Herrn Professor Dr. Manfred Fichter, der als ärztlicher Direktor der Klinik Roseneck dem Projekt stets unterstützend gegenüberstand, und allen Kollegen, die im Rahmen der Studie und seitdem im klinischen Alltag SBA-Gruppen leiteten und leiten, zu Dank verpflichtet, insbesondere Susanne Rosenthal und Johanna Rambeck. Professor Dr. Edgar Geissner und die Kollegen des (ehemaligen) Rehabilitationswissenschaftlichen Forschungsverbundes Bayern in Würzburg, namentlich Professor Dr. Dr. Hermann Faller und Elisabeth Trempa, gaben wichtige methodische Hinweise und wertvolle inhaltliche wie moralische Unterstützung. Ohne das Entgegenkommen der oben genannten Förderer, wobei Elisabeth Röckelein (Deutsche Rentenversicherung BUND, Berlin) eine besondere Erwähnung verdient, wäre das Manual in dieser Form nicht realisierbar gewesen. Und selbstverständlich gilt unser ganz besonders herzlicher Dank allen Patienten[4], die sich durch die zahlreichen Fragebögen nicht abhalten ließen, am Projekt teilzunehmen. Für die anschaulichen Abbildungen sei Frau Andrea Schraml herzlich gedankt.

Wir hoffen, dass das SBA-Manual dazu beiträgt, auch in Ihrer Einrichtung der

2 »Berufliche Belastungserprobung als integrierter Bestandteil der psychosomatischen Rehabilitation – Evaluation im Rahmen eines randomisierten Kontrollgruppendesigns« (Laufzeit 09/1999 bis 02/2001; Förderkennzeichen 01GD9815/3), gefördert durch das Bundesministerium für Bildung und Forschung und die Deutschen Rentenversicherung im Rahmen des Forschungsverbundes »Rehabilitationsforschung Bayern«.

3 Projekt: »Kontrollierte Therapiestudie zur Optimierung berufsbezogener Therapiemaßnahmen in der Psychosomatischen Rehabilitation« (Laufzeit: 03/2002 bis 04/2005; Förderkennzeichen: 01GD0121), gefördert durch die Deutsche Rentenversicherung und das Bundesforschungsministerium im Rahmen des Forschungsverbundes »Rehabilitationsforschung Bayern«. In beiden Förderphasen erfolgten die Evaluationen parallel in der verhaltenstherapeutischen Klinik Roseneck und der tiefenpsychologisch ausgerichteten psychosomatischen Klinik Bad Neustadt/Saale, woraus sich die seltene Möglichkeit zu einem direkten Vergleich der Therapieansätze ergab.

4 Aus Gründen der Lesbarkeit wird für die Teilnehmer der SBA ausschließlich das männliche Geschlecht verwendet. Der personellen Realität stationärer Einrichtungen entsprechend, was den hohen Anteil weiblicher Therapeuten anbelangt, wird in Bezug auf die Gruppenleitung hingegen ausschließlich das weibliche Geschlecht verwendet.

vielfach belasteten beruflichen Situation Ihrer Patienten angemessen therapeutisch Rechnung zu tragen. Wenn wir zudem viel Spaß bei der Durchführung wünschen, dann ist dies keineswegs als rhetorische Pointe gemeint. Wenn Patienten realisieren, dass Abstand und Erholung alleine kaum ihre beruflichen und damit oft existenziellen Probleme lösen, werden nicht selten Energien frei, die lebendige und abwechslungsreiche Gruppensitzungen ermöglichen und in vielen Fällen anhaltende positive Folgen für die Teilnehmer erwarten lassen.

Zur Arbeit mit dem Programm

Der erste Teil des vorliegenden Trainerhandbuches ist den konzeptuellen Grundlagen der Zusammenhänge von Arbeit und Gesundheit sowie den darauf bezogenen verhaltensmedizinischen Interventionen gewidmet. Im zweiten Teil folgt das Therapeutenmanual zur Durchführung der Gruppenintervention. Der dritte Teil schließlich enthält Kopiervorlagen für die Folien und Arbeitsblätter.

Berufliche Probleme können für die biopsychosoziale Gesamtsituation eines Patienten und damit für seine klinischen Symptome – pathogenetisch wie therapeutisch – hochrelevant sein. Das klinische Bild infolge erhöhter beruflicher Belastung und Beanspruchung ist nach aktuellem medizinisch-therapeutischem Verständnis jedoch kein eigenständiges Störungsbild. Das von Patienten oft genannte Burn-out-Syndrom beispielsweise bleibt nach ICD-10 eine syndromal wie kausal undefinierte Zusatzkategorie. Insbesondere bei psychosomatischen Beschwerden kann in den seltensten Fällen ein eindeutiger kausaler Zusammenhang zwischen Arbeit und Symptomatik festgestellt werden. Zumeist ist die Entstehung und Aufrechterhaltung der Beschwerden multifaktoriell zu begründen, also im Sinne eines Diathese-Stress-Modells durch spezifische und unspezifische berufliche Belastungen wie auch mit der individuellen Vulnerabilität der Betroffenen.

Auch als Argumentationsbasis für im Kursverlauf regelmäßig auftretende Patientenfragen wurde der einführende Teil breiter angelegt. In Abschnitt 1.1 wird ein Überblick über aktuelle Modelle zum Zusammenhang von Arbeit und Gesundheit gegeben. Diese wurden zumeist im Bereich der Arbeits- und Organisationspsychologie sowie der Sozialmedizin entwickelt. Ein Bezug zur individuellen gesundheitlichen Beeinträchtigung kann über das Stresskonzept und seine physiologischen wie psychologischen Aspekte hergestellt werden. Die Entwicklung der im Abschnitt 1.2 skizzierten, mehr oder weniger dezidiert psychotherapeutisch-berufsbezogenen Behandlungsverfahren, ging weniger von den genannten theoretischen Konzepten, sondern von pragmatischen sozialtherapeutischen Erwägungen aus. Darüber hinaus wurden kognitiv-verhaltenstherapeutische Standardverfahren auf die spezielle Thematik hin adaptiert und integriert. Die Indikationsstellung zu störungsspezifischen Behandlungsprogrammen erfolgt üblicherweise direkt anhand der jeweiligen Diagnosekriterien. Gibt es vergleichbare Kriterien, anhand derer sich »beruflich hochbelastete (psychosomatische) Patienten« als solche identifizieren lassen und aus denen sich eine klare Indikation zur SBA-Teilnahme ergibt? Dieser Frage wird in Abschnitt 1.3 nachgegangen. Im darauffolgenden Abschnitt 1.4 wird der inhaltliche Aufbau des SBA-Manuals dargelegt. Angesichts des vergleichsweise wenig entwickelten Forschungsstandes berufsbezogener Interventionsverfahren für klinische Populationen werden in Abschnitt 1.5 kurz die Ergebnisse der kontrollierten Evaluation berichtet. Mit Abschnitt 1.6 zur therapeutischen Gestaltung berufsbezogener Gruppentherapien schließt der erste Teil.

Im zweiten Teil des Handbuches folgt nach einleitenden Hinweisen zur praktischen Handhabung des Manuals eine ausführliche Darstellung des Gruppenprogramms. Das SBA-Konzept umfasst acht Doppelstunden von je 90 Minuten, verteilt auf vier inhaltlich unterschiedlich ausgerichtete Module: (1) Arbeit und Gesundheit, (2) Umgang mit Kollegen und Vorgesetzten, (3) Arbeitsbewältigung und (4) Berufliche Perspektiven. Es werden detaillierte Hinweise zu den Zielen der einzelnen Interventionseinheiten, den benötigen Materialien sowie Erläuterungen zu Durchführung und Ablauf der Sitzungen gegeben. Die in den einzelnen Sitzungen verwendeten Folien und Schaubilder, Arbeitsunterlagen sowie ergänzenden Informationsblätter für die Teilnehmer sind als Kopiervorlagen im dritten Teil des Handbuches zusammengefasst.

Teil 1

Hintergründe und Grundlagen des berufsbezogenen Therapieprogramms

1.1 Arbeitsbelastungen und psychosomatische Gesundheit

Jeder, der selbst im Arbeitsleben steht, hat zumindest gelegentlich am eigenen Leibe erfahren, in welch hohem Maße Arbeitsbelastung und Gesundheit, zwischen Erfahrungen von »flow«-Lust und Depressions-Frust, miteinander verwoben sind. Wenn zum Lohnerwerb betriebene Arbeit dabei zumindest tendenziell negativ besetzt ist, zumal in der Wahrnehmung psychosomatischer Patienten, ist dies keineswegs neu. Schon im antiken Griechenland arbeitete zum Gelderwerb nur derjenige, der es eben nötig hatte. Und im französischen Wort für Arbeit »travailler« steckt sprachgeschichtlich kaum zufällig ein dreizackiges Marterwerkzeug (Bierwisch, 2003). Dass sich mit dem Christentum Arbeit als positiver, gewissermaßen eine gottgegebene Gesellschaftsordnung tragender Wert etablierte, steht auf einem anderen Blatt. Arbeit, zumal unter den aktuellen Bedingungen, geht mit körperlichen und vor allem psychischen Belastungen einher, was wiederum negativen Einfluss auf die Gesundheit haben kann (z. B. Garhammer, 2003). Dies wird heute vielfach mit dem eher diffusen »Burn-out«-Begriff etikettiert (Burisch, 2006; Hillert u. Marwitz, 2006). Etwa zwei Drittel der stationär-psychotherapeutisch behandelten Patienten gehen davon aus, dass bei ihnen berufliche Belastungen in hohem Maße zur Entstehung und/oder Aufrechterhaltung ihrer Erkrankung beigetragen haben (Zielke, 1995; Hillert et al., 2002). Eine beeinträchtigte Gesundheit hat negative Arbeitsleistungen zur Folge, das Arbeitstempo und die Qualität der Arbeit nehmen ab, weshalb der Druck für den Einzelnen weiter ansteigt und sich ein Teufelskreis schließt. Im Sprachjargon unserer Gegenwart: Die oder der Betroffene haben »einfach zu viel Stress«. Die Übergänge zwischen diesem Zustand und manifesten psychischen und psychosomatischen Störungen sind fließend (z. B. Jacobi, 2005).

Aus wissenschaftlicher Perspektive wie aus Sicht von Laien bildet das auf Hans Selye zurückgehende Stress-Konzept die inhaltlich-funktionale Brücke auch zwischen der beruflichen Situation und der Gesundheit des Individuums. Stress, mit entsprechenden konzeptuellen Erweiterungen vom Stimulus- über das Reaktionskonzept bis zum transaktionalen Modell, ist derzeit das mit Abstand am besten untersuchte biopsychosoziale Paradigma. Dem transaktionalen Modell von Lazarus (z. B. Lazarus, 2000; Lazarus u. Folkmann, 1984) zufolge resultieren Stress-Reaktionen aus der spontanen individuellen Bewertung der Bedrohlichkeit der Belastung (primary appraisal), der Verfügbarkeit von Bewältigungsressourcen (secondary appraisal) und einer abschließenden Bewertung des Erfolgs der Bewältigung (reappraisal) (vgl. Abb. 1). Das Modell bietet sich als konzeptuelle Basis auch für berufsbezogene Behandlungsangebote an.

Parallel zur subjektiv-psychologischen Ebene, auf der sich Betroffene beispielsweise angespannt, nervös, fahrig, in Konzentrations- und Leistungsfähigkeit gemindert und/oder in der Stimmung gedrückt fühlen, geht Stress auf körperlicher Ebene mit psychovegetativen Reaktionen einher. Vermittelt durch umschriebene neuroen-

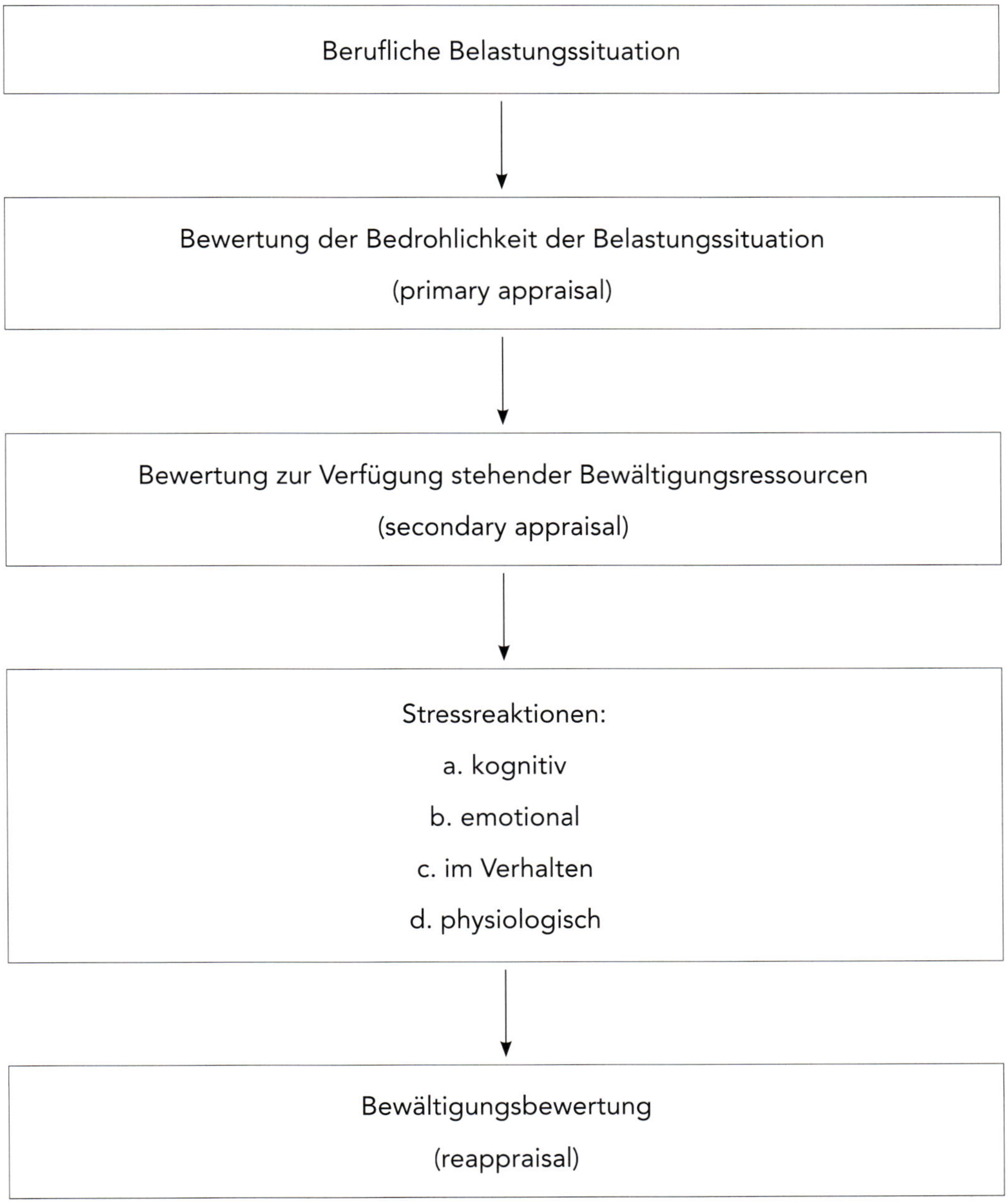

Abbildung 1: Das transkationale Stressmodell (modifiziert nach Lazarus 1984).

dokrinologische Mechanismen (erst Adrenalin- dann Cortisolfreisetzung etc., zusammenfassend Birnbaumer u. Schmidt, 2005; vgl. Esch, 2002), kann es zu muskulärer Anspannung, Herzrasen, Blutdruckanstieg, Schweißneigung, Appetitlosigkeit und unter anderem zu Libidoverlust kommen. Langfristig jedoch sind viele Stress-Phänomene dysfunktional, zumal wenn die mit den körperlichen Reaktionen einhergehende erhöhte Kampf- und Handlungsbereitschaft ins Leere läuft. Das Risiko gesundheitlicher Beeinträchtigungen, von Bluthochdruck über psychosomatische Erkrankungen bis hin zum Herzinfarkt, steigt an. Andererseits ist Arbeit keineswegs mit krankmachendem Stress gleichzusetzen. Im Gegenteil: Arbeitslose sind mehreren, methodisch differenzierten und breit angelegten Studien zufolge mehrheitlich gesundheitlich belasteter als im Arbeitsleben stehende Menschen (z. B. Kieselbach, 1999; Halleder u. Brand, 2005). Arbeit und ihre psychosozialen Funktionen (Sinnstiftung, Zeitstrukturierung, soziale Kontakte u. v. m.) bildet einen wichtigen salutogenetischen Faktor (Antonovsky, 1987; siehe auch Bürger, 1998).

Die Zusammenhänge zwischen Belastungen, subjektivem Belastungs- und Stresserleben, neurophysiologischen Parametern und Krankheits- beziehungsweise Gesundheitsfolgen können interindividuell höchst unterschiedlich ausfallen. Was der eine ohne erkennbare Blessuren leicht bewältigt, wird für den anderen zum maximal krankmachenden Stressor. Die Gründe hierfür liegen, ausgehend von biopsychosozialen Krankheits- beziehungsweise Gesundheitsmodellen (z. B. Huyse et al., 2001), auf unterschiedlichen Ebenen. Die resultierende Stressbelastung ist demnach das Ergebnis des Zusammenwirkens von genetisch-biologischer Disposition, Sozialisation und Lernerfahrungen (z. B. erworbenen Fähigkeiten, Bewältigungsfertigkeiten und Motivation) sowie stressfördernden und entlastenden Arbeitsplatzmerkmalen (im Sinne interner und externer Ressourcen, z. B. sozialer Netzwerke, vgl. Bamberger, 1999).

Das subjektive Erleben und die individuell bevorzugten Strategien im Umgang mit Arbeitsbelastungen kann mit dem AVEM-Fragebogen (»Arbeitsbezogenes Verhaltens- und Erlebensmuster«, Schaarschmidt u. Fischer, 2003) erfasst werden, wobei 66 Einschätzungen auf elf Dimensionen drei Sekundärfaktoren zugeordnet sind:

- Berufliches Engagement (Subjektive Bedeutsamkeit der Arbeit, Beruflicher Ehrgeiz, Verausgabungsbereitschaft, Perfektionsstreben, Distanzierungsfähigkeit),
- Widerstandskraft gegenüber Belastungen (Resignationstendenz bei Misserfolg, Offensive Problembewältigung, Innere Ruhe) und
- Berufsbegleitende Emotionen (Erfolgserleben im Beruf, Lebenszufriedenheit, Erleben sozialer Unterstützung).

Diskriminanzanalytisch konnten zwei Gesundheitstypen und zwei Risikotypen unterschieden werden: Bei den Gesundheitstypen ein Typ **G** (= **G**esundheits-Typus, hohes aber nicht exzessives Arbeitsengagement bei erhaltener Distanzierungsfähigkeit und geringer Resignationstendenz) und ein Typ **S** (= **S**chon-Typus, geringes Engagement und geringe Bedeutsamkeit der Arbeit bei höchsten Werten der Distanzierungsfähigkeit). Zwei Risikotypen, ein Typ **B** (**B**urn-out-Typus) und ein Typ **A** (selbstüberforderndes Typ **A**-Verhalten) gehen mit deutlich erhöhter psychosomatischer Symptombelastung einher. Typ B zeichnet sich durch ein vermindertes Engagement mit erhöhter Resignationstendenz und eingeschränkter Distanzierungsfähigkeit aus. Typ A hingegen ist durch eine gleichermaßen reduzierte Distanzierungsfähigkeit bei erhöhtem Engagement, Verausgabungsbereitschaft und Perfektionismus charakterisiert (vgl. Schaarschmidt u. Fischer, 2001). Abbildung 2 veranschaulicht die vier Bewältigungsmuster.

So umfassend biopsychosoziale Modelle sind, so schwierig ist es, hieraus sowohl für betriebliche Belange als auch für individuelle Prävention und Therapie konkrete Implikationen abzuleiten. Nicht zuletzt deshalb haben sich in den verschiedenen mit der Thematik Arbeit und Gesundheit beschäftigten Disziplinen – namentlich der Arbeits- und Organisationspsychologie, den Sozialwissenschaften, der Arbeits-

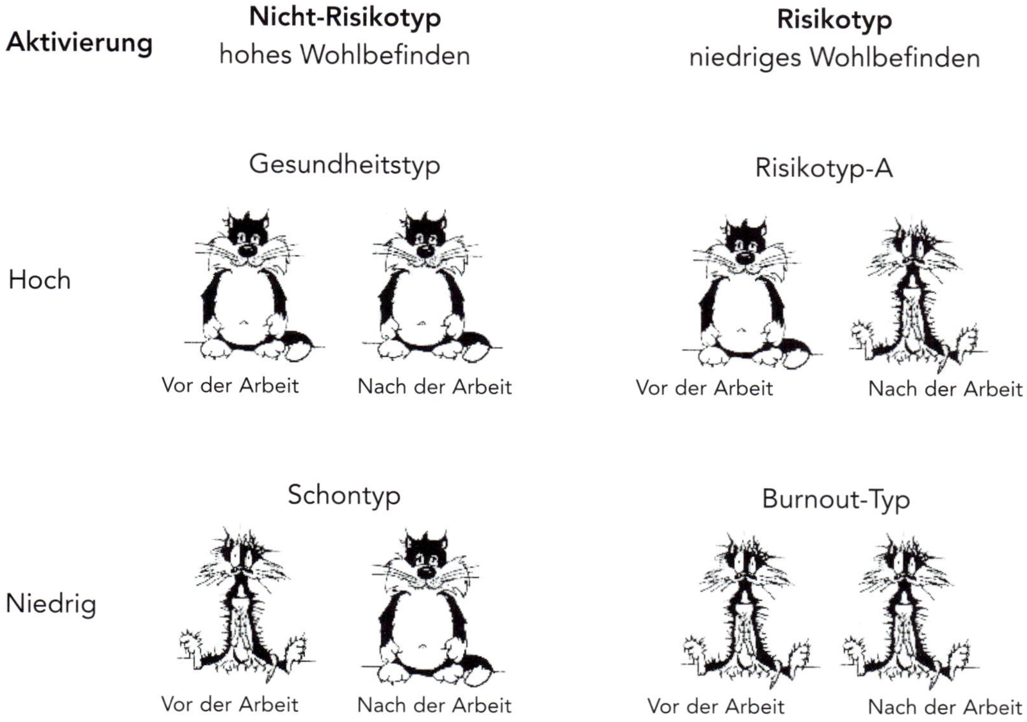

Abbildung 2: Vor und nach der Arbeit – Klassifikationsschema für die AVEM-Typen (Cartoons nach Schaarschmidt u. Fischer, 2001, S. 58).

medizin und den therapeutischen Disziplinen – unterschiedlich akzentuierte Ansätze und Terminologien herausgebildet. Anliegen ist es, für die jeweilige Frage- und Problemstellung relevante Parameter zu identifizieren, messbar und gegebenenfalls für Interventionen zugänglich zu machen.

Die *Arbeits- und Organisationspsychologie* fragt unter anderem nach dem richtigen Arbeitnehmer am richtigen Platz als Grundlage maximaler Effizienz eines Betriebes. Letzteres setzt leistungsfähige und relativ zum Anforderungsprofil gesunde Mitarbeiter voraus, woraus sich zumindest implizite therapeutische Bezüge ergeben. Im 1964 eingeführten *Rollenstress-Konzept* (Kahn et al., 1964) werden Konflikte zwischen den diversen Rollen einer Person – als Kollege, Freund, Vorgesetzter, Familienvater et cetera – als diesbezüglich zentrale Problembereiche postuliert. Therapeutisch legt dies die Arbeit an der Integration unterschiedlicher Rollenanforderungen und an der Akzeptanz von Diskrepanzen zwischen mehreren zu erfüllenden Rollen nahe. Das *Anforderungs-Kontroll-Modell* von Karasek (1979) sowie Karasek und Theorell (1990) stellt demgegenüber das Verhältnis von Arbeitsanforderungen und Handlungsspielräumen in den Mittelpunkt (vgl. Abb. 3). Sind Anforderungen und Spielräume niedrig, dann resultieren passive und monotone (und dadurch »entfremdete«) Arbeitsbedingungen. Als günstiger gelten durch niedrige Arbeitsbelastungen und gleichzeitig hohe Entscheidungsspielräume charakterisierte Tätigkeiten. Ein gesteigerter Aufforderungscharakter der Arbeit kommt einer Kombination aus hohen Anforderungen und hohen Spielräumen zu, während das Zusammentreffen niedriger Handlungsspielräume und hoher Anforderungen mit

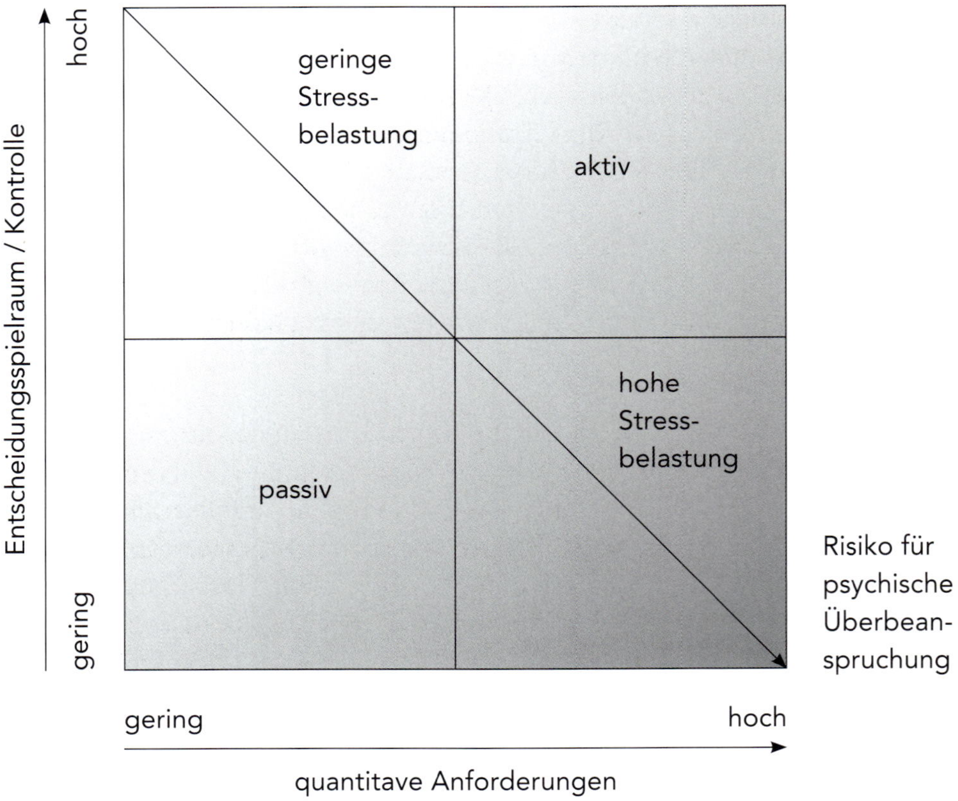

Abbildung 3: Das Anforderungs-Kontroll-Modell psychosozialer Arbeitsbelastungen (nach Karasek u. Theorell, 1990).

einem erhöhten Stress-Risiko einhergeht (vgl. Semmer, 1984). Therapeutisch können aus diesem Modell, neben Maßnahmen zur Verbesserung der Arbeitssituation selbst (etwa durch Erweiterung von Handlungsspielräumen), kognitiv-verhaltenstherapeutische Ansätze abgeleitet werden, die beispielsweise auf eine Förderung von Bewältigungskompetenzen und damit auch auf eine angstfreiere Bewertung der Arbeitssituation abzielen.

Das *Konzept der Mehrfachbelastungen* bildet eine Erweiterung dieses Ansatzes. Arbeitsbedingungen werden hier anhand von »Regulationsanforderungen« (z. B. Komplexität und Variabilität der Arbeit), »Regulationshindernissen« (z. B. Zeitdruck, Organisationsprobleme, physikalische und soziale Stressoren) und »individuellen Handlungsspielräumen« bewertet (vgl. Dunckel, 1991). Hypothesenkonform zeigte sich, dass die Kombination aus hohen Regulationshindernissen, mittleren Anforderungen und geringen Handlungsspielräumen die Gesundheit der unter solchen Bedingungen arbeitenden Personen erheblich belastet. Höhere Anforderungen können demnach nur auf der Basis angemessen großer Handlungsspielräume ohne zusätzliche gesundheitliche Belastung bewältigt werden, was in dieser Konstellation sogar depressiven Entwicklungen entgegenwirken kann. Psychosomatische Beschwerden hingegen korrelierten positiv vor allem mit dem Ausmaß der Regulationshindernisse, monotone Arbeiten wiederum mit niedrigem Selbstwertgefühl und Zufriedenheitswerten (vgl. Leidig, 2003).

Die *Arbeitsmedizin*, im Vergleich zur Arbeits- und Organisationspsychologie, fokussiert auf Person und Gesundheit des arbeitenden Individuums. »Objektive« Belastungsfaktoren werden dabei der subjektiv erlebten Beanspruchung gegenübergestellt. Arbeitsmedizinische Klassifikationen von Arbeit sind dort am überzeugendsten, wo es um physikalisch messbare Größen geht, zum Beispiel das Ausmaß der körperlichen Belastung, Arbeitszeiten (Schichtarbeit), Temperatur-, Lärm-, Vibrations- und Schadstoffbelastung am Arbeitsplatz. Die Relevanz dieser Belastungsaspekte ist unbestritten. Die individuell erlebte Beanspruchung lässt sich daraus jedoch nur bedingt, am besten noch in Extrembereichen, ableiten (vgl. Bamberger, 1999; Rudow, 2004, S. 90ff.).

Das maßgeblich vom *Sozialwissenschaftler* Johannes Siegrist (1996, 2002; Tsutsumi u. Kawakami, 2004) eingeführte Paradigma der *Gratifikationskrise* schließlich betont, dass die im Beruf geforderte Verausgabung in einem angemessenen Verhältnis zu der dafür erhaltenen materiellen und immateriellen Gratifikation und Anerkennung stehen muss, wenn der Betreffende längerfristig körperlich wie psychisch stabil bleiben soll (vgl. Abb. 4). Arbeitsverhalten wie Gratifikationserwartung werden demnach nicht nur von den äußeren Bedingungen, sondern auch durch intrapersonale Faktoren (individuelle Verausgabungsbereitschaft, hohe Belohnungserwartung) geprägt. Personen, bei denen ein Missverhältnis im Sinne einer Gratifikationskrise besteht, weisen umfangreichen epidemiologischen und klinischen Untersuchungen zufolge sowohl ein erhöhtes Risiko für körperliche (u. a. ein 1,5- bis 4,5-fach erhöhtes prospektives Risiko für koronare Herzkrankheiten), als auch für psychische und psychosomatische Störungen auf (Larisch et al., 2003).

Ausgehend von den genannten Modellen wurde präventiv versucht, entweder – im Sinne der Verhältnisprävention – als ungünstig erachtete Arbeitssituationen zu verändern oder aber – im Sinne von Verhaltensprävention – gesundheitsfördernde Verhaltensänderungen bei den Betroffenen anzuregen. Die Ergebnisse entsprechender Studien blieben oft unbefriedigend. Tendenziell erwies sich dabei Verhaltensprävention als wirksamer als Verhältnisprävention, aber auch das nur, abhängig von der Intensität der Maßnahmen, mit vergleichsweise kurzer, eher im Bereich von Monaten denn Jahren liegenden Halbwertszeit (Pelletier, 2001; Van der Klink et al., 2001). Eben dies galt es bei der Konzeption von SBA – in Form von Möglichkeiten der Sicherstellung eines effektiven Transfers neu erarbeiteter Strategien in den Arbeitsalltag – zu berücksichtigen.

Die hier skizzierten, unterschiedlichen wissenschaftlichen Annäherungen an das Phänomen Arbeit und Gesundheit zeigen zum einen personale und situative, bei der Konzeption berufsbezogener Präventions- und Therapieprogramme relevante Aspekte auf. Zum anderen wird deutlich, dass gegenwärtig keine einheitliche, umfassende und interdisziplinär verbindliche Theorie absehbar ist, die gesundheitsförderliche und gesundheitsgefährdende Aspekte der Arbeit über die Vielfalt der Tätigkeiten und Anforderungen hinweg so weit integriert, dass sich hieraus eindeutige und allgemeingültige Handlungsanweisungen für die therapeutische Praxis ableiten lassen. Angesichts der Vielfalt beruflicher Probleme und Anforderungen unserer Patienten können berufsbezogene Therapieangebote wie SBA somit nur pragmatisch ausgerichtet sein (vgl. Bürger, 1999), sowohl im Hinblick auf die Konzeption

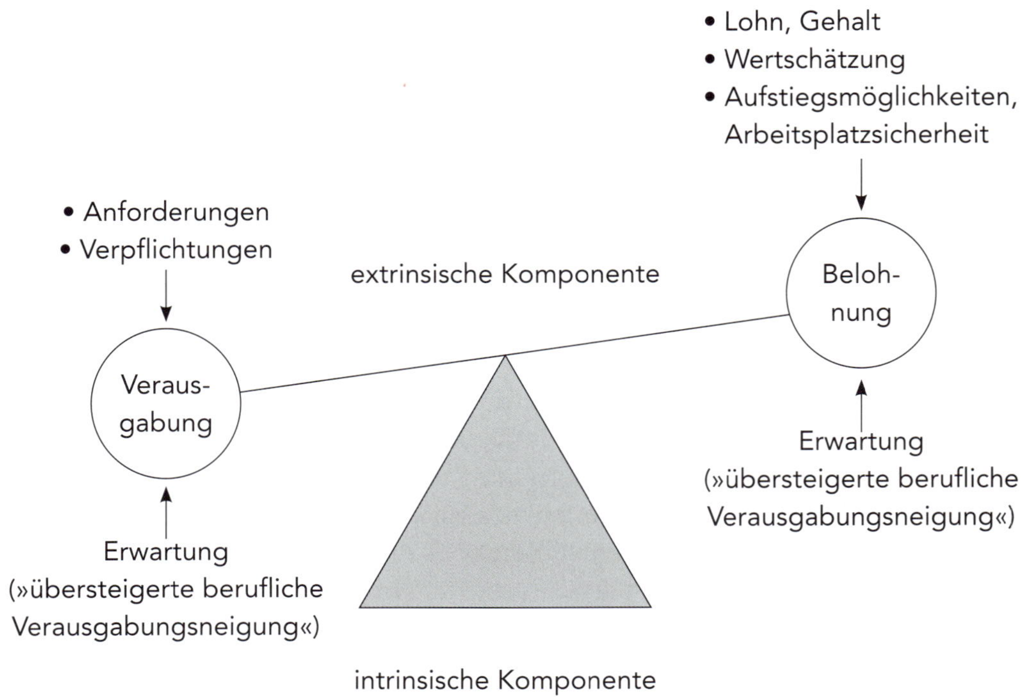

Abbildung 4: Das Modell beruflicher Gratifikationskrisen (Quelle: Siegrist, 1996).

als auch auf die Durchführung. Gleichwohl sind die dargelegten Hintergründe keineswegs nur von theoretischem Interesse. Für Psychotherapeuten, die berufsbezogene Gruppentherapien durchführen, stehen naheliegenderweise die individuelle Gesundheit und die Lebensqualität ihrer Patienten im Mittelpunkt. Damit ergreifen sie unvermeidbar Partei im Spannungsfeld zwischen den Interessen des Patienten, des Betriebes und denen der Sozialgemeinschaft. Ob ein sich souveräner gegen Forderungen des Vorgesetzten abgrenzender und dadurch gesünderer Mitarbeiter tatsächlich auch für den Betrieb langfristig einen Mehrwert darstellt, kann zumindest nicht ohne Weiteres vorausgesetzt werden, schon weil viele Betriebe heute eher in Quartalszahlen als langfristig rechnen. Andererseits kann es für die Lebensqualität eines Individuums durchaus günstig sein, einem konfliktträchtigen Arbeitsplatz durch Frühberentung zu entfliehen, statt mühsam und zuweilen frustran an Verhaltensänderungen zu arbeiten. Die Frage, wie hier eine Balance möglich ist und wo vertretbare Grenzen individueller Belastbarkeit und Zumutbarkeit liegen, wird täglich neu und überwiegend auf der Basis gesellschaftlicher Vorstellungen beantwortet. Von der Qualität objektiver Größen sind entsprechende Maßstäbe weit entfernt (vgl. Verband Deutscher Rentenversicherungsträger, 2003).

Die inhaltliche Ausgestaltung von SBA erfolgte unter Bezug auf arbeitspsychologische und arbeitsmedizinische Modelle sowie durch Rückgriff auf Verfahren, die bereits in inhaltlich verwandten Bereichen evaluiert wurden, etwa Stressbewältigung (z. B. Wagner-Link, 1995) und Entspannungstechniken (z. B. Jacobsen, 1990). Falls Kursteilnehmer dezidiert danach fragen sollten, dann ließe sich der theoretische Ansatz des Programms wie folgt formulieren: Selbst unter schwierigen Arbeitsbedingungen werden nicht alle krank. Unter solchen Umständen gesund bleibende Kollegen verfügen offenbar über besonders gute Strategien, um mit den Belastungen umzugehen. »Was läge für Sie als beruflich überlastete und gesundheitlich beeinträchtigte Menschen näher, als sich von Kollegen, die ihre berufliche Stressbelastung besser bewältigen, eine Ihnen angemessene, möglichst große Scheibe abzuschneiden?«

1.2 Berufsbezogene Behandlungsverfahren

Ausgehend von einem biopsychosozialen Krankheitsverständnis gibt es, zumindest bei Patienten im arbeitsfähigen Alter, keine Behandlung, die nicht auch berufsbezogen wäre. Im Sinne der ICF-Klassifikation (International Classification of Functioning, World Health Organization, 2001) basiert die Teilhabe/Partizipation eines Menschen am Arbeitsleben auf seinen Körperfunktionen und Strukturen sowie den auf dieser Grundlage möglichen Aktivitäten. Die Behandlung von (arbeitsrelevanten) körperlichen und psychischen Funktions- sowie von Aktivitäts- und Leistungsstörungen ist demnach unabdingbare Voraussetzung für die Wiederherstellung einer angemessenen Teilhabe am Arbeitsleben. Bei umschriebenen organischen Erkrankungen, beispielsweise nach Versteifung eines Kniegelenkes, ist ein solcher Ansatz in der Regel einfach. Unscharf wird es hingegen angesichts von Funktionseinschränkungen im Rahmen psychischer und psychosomatischer Störungen. Zwar können auch hier die Einschränkungen mit ICF-Kategorien differenziert abgebildet werden. Spezifische Aussagen über die Zusammenhänge, etwa welcher Schweregrad einer depressiven Symptomatik mit welcher Einschränkung der beruflichen Tätigkeit einhergeht, sind jedoch oft nur bei extremen Symptomausprägungen möglich. Im Regelfall interagieren Symptomatik, subjektives Krankheitsmodell, Behandlungsmotivation, Funktionalisierung der Krankheit im Lebenszusammenhang und soziales Bezugssystem in unterschiedlichen Gewichtungen, was neben therapeutischen auch gutachterliche Probleme aufwirft (z. B. Verband Deutscher Rentenversicherungsträger, 2003).

Berufsbezogene Behandlungsverfahren überbrücken und relativieren die weniger medizinisch-inhaltlich, sondern überwiegend (gewissermaßen als eine deutsche Spezialität) historisch begründete Trennung von Krankheitsbehandlung und Rehabilitation. Die gerade unter psychosomatischen Patienten (und Therapeuten?) verbreitete Ansicht, der Patient müsse erst gesund und ausreichend erholt sein, bis eine Beschäftigung mit beruflichen Problemen zumutbar ist, fördert Elfenbeintürme, Klinik-Käseglocken und Schnittstellenprobleme bei der beruflichen Wiedereingliederung. Patienten sollten vielmehr so frühzeitig wie möglich darauf vorbereitet werden, im klinischen Setting als sinnvoll und hilfreich erarbeitete Strategien auch in ihren Berufsalltag zu übertragen. Dazu gilt es, die aus Sicht vieler Patienten bestehende räumliche wie innerliche Distanz zwischen Klinik und Arbeit zu verringern, zumal ansonsten auch die Gefahr besteht, wichtige gesundheitsförderliche Aspekte der Arbeit und damit Ressourcen ungenutzt zu lassen. Hierin liegt ein zentrales Anliegen berufsbezogener Behandlungsansätze. Dass der berufsbezogene Behandlungserfolg von einer spezifischen berufsbezogenen Motivation des Patienten abhängt und bei manifestem Rentenwunsch, im Sinne von »Rentenneurose« oder »Rentenbegehren«, wenig Spielräume bestehen, entspricht den Erfahrungen der klinischen Praxis (vgl. Stevens u. Foerster, 1995; Bernardy u. Sandweg, 2003). Dies kann einerseits auf die individuelle Psychopathologie zurückzuführen sein, andererseits werden solche Krankheitsbilder in hohem Maße von der sozialen und politischen Realität bestimmt. Nur so lassen sich trotz gestiegener gesundheitlicher Belastungen stetig gesunkene Krankheitstage (z. B. Techniker Krankenkasse, 2003) oder auch die nach Erhöhung der Versorgungsabschläge deutlich gesunkenen Frühpensionierungszahlen von Lehrern (Weber et al., 2004) erklären. Wenn zukünftig soziale Sicherungssysteme weiter ausgedünnt werden, hat dies zwangsläufig auch Auswirkungen auf die berufsbezogene Behandlungsmotivation von Patienten. Selbstverständlich ist es nicht Aufgabe von ärztlichen und psychologischen Psychotherapeuten (und therapeutisch nicht zielführend), solche Entwicklungen zu antizipieren, um Patienten Druck zu machen. Wenn jedoch, wie derzeit noch vielfach üblich, beruflich belasteten Patienten keine substanziellen berufsbezogenen Therapieangebote gemacht werden, mutet dies angesichts der persönlichen Tragik gescheiterter beruflicher Biographien und der damit verbundenen sozialen Konsequenzen wie unterlassene Hilfeleistung an – zumal Menschen, die länger arbeiten, nachgewiesenermaßen auch länger leben!

Sozialtherapeutische Beratung

Im modernen System der Kranken(haus)behandlung waren Sozialtherapeuten, zumindest historisch gesehen, die erste Berufsgruppe, die sich – mit systemischem Ansatz (Galuske, 2003; Pauls, 2004) – lösungsorientiert mit beruflichen Problemen der Klienten und Patienten beschäftigten. In vielen Kliniken ist die Sozialtherapie bis heute die einzige diesbezüglich engagierte Profession. Dabei steht meist die individuelle Patientenbetreuung im Mittelpunkt, wobei nach Möglichkeit »Hilfe zur Selbsthilfe« geleistet wird. Der beruflichen Problemlage entsprechend werden Kontakte zu Arbeitsamt, Beratungsstellen und Integrationsfachdiensten vermittelt, die gesetzlichen Möglichkeiten für Wiedereingliederungshilfen und »Leistungen zur Teilhabe am Arbeitsleben (LTA)« geklärt, stufenweise Wiedereingliederungen organisiert oder Möglichkeiten zur finanziellen Absicherung ausgelotet. In vielen Institutionen gehören auch Bewerbungstrainingsgruppen und berufsbezogene Interaktions- und/oder Stressbewältigungsgruppen (s. u.) zu den sozialtherapeutischen Aufgaben.

Coaching / psychotherapeutische Einzelberatung

Coaching wird vor allem in der Prävention und zur Optimierung der individuellen Leistungsfähigkeit eingesetzt. Über den Leistungssport und das Management hinaus ist der Stellenwert dieses Ansatzes in den vergangenen Jahren stetig gestiegen. Der Coach versteht sich als ein dem Klienten und/oder dem jeweiligen Betrieb verpflichteter, methodenübergreifend arbeitender (VT, Psychoanalyse, Gestalt,

Psychodrama, Gesprächstherapie) Berater, der im Einzel- oder Gruppencoaching die Klienten im Sinne einer Hilfe zur Selbsthilfe dabei unterstützt, definierte Ziele zu erreichen. Diese liegen zumeist im Bereich der individuellen Leistungsfähigkeit und/oder der Gesundheit des Klienten, die erfolgsorientiert verbessert und gefestigt werden soll. Im Sinne der klientenzentrierten Gesprächstherapie nach Carl Rogers ist es dabei zunächst die Aufgabe des entsprechend ausgebildeten Coachs, nicht-direktiv die zielgerichteten Veränderungsprozesse des Klienten durch ein annehmend-wertschätzendes Kommunikationsklima und gezielte Explorationstechniken zu fördern. Im externen Coaching wird der Klient durch einen von ihm bezahlten und damit primär ihm verpflichteten Coach betreut, beispielsweise in der Vermittlung bei Konflikten am Arbeitsplatz (z. B. Schreyögg, 2002; Thomann, 2004). Internes Coaching wird vom Betrieb aus initiiert und finanziert. Wenn es um den Abgleich von Leistungs- und Produktionssteigerungen auf der einen und die Gesundheit des Individuums auf der anderen Seite geht, sind Interessenkonflikte nicht auszuschließen. Dies gilt insbesondere dann, wenn zunehmend Vorgesetzte als »Coach« ihrer Untergebenen aktiv werden sollen (z. B. Hamann u. Huber, 2001). Eine solche von den Interessen des Betriebes ausgehende Zielorientierung widerspricht dabei der Grundidee eines primär klientenbezogenen Coachings. Hinsichtlich der angewendeten Methoden ist der Übergang zwischen Coaching, Psychotherapie und Führungsaufgaben fließend. Coaching endet üblicherweise dort, wo ein Klient manifest erkrankt und damit zum Psychotherapiepatienten wird.

Berufliche Belastungserprobung

Inhalte, Ablauf und Indikationsstellung von beruflichen Belastungserprobungen (BE), auch in Abgrenzung etwa zur Arbeitstherapie, sind bislang nicht verbindlich definiert und werden in den verschiedenen Bereichen der Rehabilitation unterschiedlich gehandhabt. Arbeitserprobungen und Arbeitstherapie beziehen sich dabei primär auf eine innerhalb der Klinik durchgeführte Erprobung manueller Fertigkeiten. Demgegenüber ist der Fokus von Belastungserprobungen, so wie sie in psychiatrischen und psychotherapeutischen Kliniken parallel zur stationären Behandlung praktiziert werden, breiter. Grundgedanke ist, die aktuelle Leistungsfähigkeit von Patienten in möglichst realitätsnahen (klinikintern, zumeist als Angebot der Beschäftigungstherapie) oder aber realen (zumeist klinikexternen) Praktikumsplätzen auszutesten, um so eine möglichst valide sozialmedizinische Einschätzung abgeben zu können. Zumeist werden gleichzeitig aber auch therapeutische Anliegen verfolgt. Der Vorteil der Belastungserprobung an einem authentischen Arbeitsplatz (zumeist halbtags über zwei bis vier Wochen) besteht darin, dass in einem solchen praxisnahen Setting in höherem Maße berufsbezogene kognitive und emotionale Schemata aktiviert werden, was unter anderem problematische Verhaltensweisen am Arbeitsplatz offenkundig werden lässt und die Wahrscheinlichkeit erhöht, dass unter diesen Bedingungen erprobte neue Verhaltensmuster später auch im Berufsalltag umgesetzt werden können. Das Spektrum der Therapieziele, die unter Anleitung von Sozialtherapeuten und Psychotherapeuten in einer beruflichen Belastungserprobung verfolgt werden, ist breit: Es reicht von der Reflexion und Veränderung eigener dysfunktionaler arbeitsbezogener Einstellungen (z. B. Perfektionismus) über die Übung sozialkompetenter Interaktionen mit Kollegen und Vorgesetzten bis zur Exposition sozialphobischer Patienten im intensiven Kundenkontakt (vgl. Tab. 1). Die Möglichkeiten und Grenzen des Ansatzes hängen in hohem Maße davon ab, ob es gelingt, einen der Problematik des individuellen Patienten angemessenen Praktikumsplatz zu finden. Im Sinne dieses Ansatzes sind berufliche Belastungserprobungen weder eine spezifische diagnostische Maßnahme noch eine spezielle Therapieform, sondern bezeichnen ein in individueller Weise nutzbares Setting. Wissenschaftliche Untersuchungen hierzu gab es bislang kaum. Im Rahmen einer kontrollieren Evaluation der beruflichen Belastungserprobung, die in der Klinik Roseneck von 1999 bis 2002 durchgeführt wurde, war der Katamneseverlauf der BE-Teilnehmer in Hinblick auf die Erwerbsentwicklung wie auch Selbsteinschätzungen beruflicher Belastung und Bewältigung günstiger als nach psychosomatischer Standardtherapie (Beutel et al., 2005; Hillert et al., 1998; Hillert et al., 2002).

Tabelle 1: Individuelle Therapieschwerpunkte von Teilnehmern der beruflichen Belastungserprobung (n = 78); Medizinisch-psychosomatische Klinik Roseneck, 2002

Soziale Kompetenz im Beruf (Umgang mit Vorgesetzten, Kollegen, sozialer Kontakt)	22,2 %
Berufliche Neu- oder Umorientierung	20,8 %
Körperliche Belastbarkeit (Schmerzempfinden, Körperhaltungen)	19,4 %
Leistungsverhalten (Streben nach Perfektion, Relativierung überzogener Selbstansprüche, Durchhaltevermögen)	15,3 %
Exposition (soziale Phobien, Zwangsverhalten)	11,1 %
Klärung der persönlichen Eignung für einen bestimmten Beruf	7,0 %
Tagesstruktur	4,2 %

Arbeitsbezogene Therapiegruppen

Angesichts der zahlreichen beruflichen Aspekte, die in individuell unterschiedlichem Ausmaß für den klinischen Einzelfall relevant sind, kann es *die* psychotherapeutisch-arbeitsbezogene Therapiegruppe nicht geben. Berufsbezogene Therapieprogramme können je nach Zielgruppe entweder eher übergreifend, weniger spezifisch, oder aber auf charakteristische Belastungsmuster umschriebener Berufsgruppen hin angelegt sein (eine Übersicht gibt Koch, 2007; z. B. für Lehrer siehe Kretschmann, 2000; Hillert et al., 2005; Lehr et al., 2007). Idealerweise fördern diese Gruppen die berufsbezogene Behandlungsmotivation durch Reflexion gesundheitsförderlicher Aspekte der Arbeitsbewältigung und vermitteln Strategien beispielsweise zur Stressreduktion und zur Förderung individuellen Kontrollerlebens. Die Auswahl der Behandlungsinhalte hängt neben der intendierten Patientengruppe von konzeptuellen Überlegungen (Vereinbarkeit mit bestehenden Behandlungsinhalten, Behandlungsdauer etc.) und dem gewählten therapeutischen Ansatz ab. Gestützt auf diverse Erhebungen (u. a. Bürger, 1997; Wiegand, 2002; Leidig, 2003; Zielke, 1995; Zielke et al., 2005) werden derzeit vor allem folgende Themen, die jeweils als Teilaspekte einer Verbesserung der berufsbezogenen Stressbewältigungskompetenz verstanden werden können, in unterschiedlicher Auswahl und Gewichtung berücksichtigt:

- Förderung der Motivation zur Rückkehr an den Arbeitsplatz und Motivation zur Veränderung beruflichen Bewältigungsverhaltens (als Teilaspekte der Arbeitsmotivation)
- Verbesserung der Entspannungsfähigkeit
- Bearbeitung dysfunktionaler kognitiver Bewertungen bei der Arbeit
- Identifikation und Bearbeitung problematischer und daher stressverstärkender Persönlichkeitsstile, zum Beispiel Reflexion und Abbau von Perfektionismus
- Psychoedukation im Bereich Gesundheitsverhalten, Stressbewältigung und Stressfolgen im Umfeld der Arbeit
- Verbesserung berufsbezogener sozialer Kommunikationskompetenz, zum Beispiel Konfliktmanagement mit Vorgesetzten und Kollegen (gegebenenfalls unter Berücksichtigung einer Mobbing-Konstellation)
- Krankheitsbewältigung und angemessene Kommunikation krankheitsbedingter Einschränkungen
- Sozialtherapeutische Beratung, Bewerbungstraining
- Vermittlung von Kompetenzen zum bewussten, eigenverantwortlichen Umgang mit der Balance zwischen Arbeit und Privatleben (Work-Life-Balance), was auch den Umgang mit Kränkungen und Gratifikationsdefiziten einschließen kann
- Aktivierung persönlicher Ressourcen, insbesondere auch des eigenen sozialen Netzwerkes

Der verhaltenstherapeutische Ansatz basiert auf einer Bewertung beruflicher Belastungen und deren Bewältigung im Sinne einer Verhaltens- und Bedingungsanalyse. Davon ausgehend werden im Dialog mit dem Patienten Lösungsansätze abgeleitet. Berufsbezogene Therapieansätze im tiefenpsychologischen Kontext gehen demgegenüber von entwicklungsbedingt angelegten, im beruflichen Kontext aktivierten Verhaltens- und Erlebensmustern aus, die im gruppendynamischen Übertragungsgeschehen bearbeitet werden (z. B. Beutel et al., 2006). Unterschiedliche individuelle Konstellationen, Erfahrungen und Bewertungen der Gruppenteilnehmer bilden auch in verhaltenstherapeutischen Gruppen eine Ressource, die es zum Beispiel in Rollenspielen zu nutzen gilt (vgl. SBA-Sitzungen 3 und 4).

Aktuell wurden Rehabilitationseinrichtungen hinsichtlich der dort praktizierten berufsbezogenen Angebote befragt (Neuderth et al., 2006). Ersten Ergebnissen zufolge bieten zwar viele Kliniken Gruppenangebote zum Themenbereich berufsbezogener Stressbewältigung an. Quantität und inhaltliche Ausgestaltung der Angebote streuen dabei jedoch breit. Systematisch konzipierte und evaluierte Konzepte gibt es praktisch nicht. Hieraus ergibt sich der besondere Stellenwert des vorliegenden Manuals.

1.3 Indikation zur Teilnahme am berufsbezogenen Therapieprogramm

SBA als berufsbezogene Gruppenintervention wendet sich an Teilnehmer mit schwerwiegenden Problemen im Arbeitsbereich. Im Klinikalltag wird die Indikation für die Teilnahme an solchen strukturierten Interventionen zumeist durch den Arzt beziehungsweise den Bezugstherapeuten allein oder in Abstimmung mit dem therapeutischen Team gestellt. In einer Untersuchung, in der auf diese Weise gestellte Indikationen mit solchen abgeglichen wurden, die auf standardisiert erfassten objektiven Daten (z. B. AU-Zeiten) und subjektiven beruflichen Belastungseinschätzungen der Teilnehmer (s. u.) basierten, fanden sich desillusionierend niedrige Korrelationen (Hillert et al., 2001). Beide Vorgehensweisen haben Vor- und Nachteile. Therapeuten gehen naheliegenderweise von eigenen Vorerfahrungen, ihrer hiervon geprägten Wahrnehmung des Teilnehmers und daraus abgeleiteten prognostischen Erwartungen aus. Eine operationalisierte Entscheidungsfindung geht hingegen von einem definierten Spektrum strukturiert erfasster Patientendaten und Selbsteinschätzungen und einem vorgegebenen Entscheidungsalgorithmus aus. Praktisch bietet es sich an, die individuelle therapeutische Intuition durch standardisiert erhobene Parameter zu erweitern. Standardisierte Screeninginstrumente zur Erfassung beruflicher Belastungen und berufsbezogener Therapiemotivation befinden sich gegenwärtig in der Entwicklung und Erprobung (Bürger et al., 2006; Löffler et al., 2006; Streibelt et al., 2006). Eigenen Untersuchungen zufolge (z. B. Koch et al., 2003; Koch et al., 2006, 2007; Hillert et al., 2007) haben sich die folgenden, anhand von Selbsteinschätzungen der Teilnehmer erhobenen beruflichen Belastungseinschätzungen zu Screeningzwecken bewährt.

Einschlusskriterien einer objektiv beeinträchtigten Erwerbssituation:

- Arbeitslosigkeit oder in Aussicht stehender Verlust des Arbeitsplatzes
- Erhöhte Arbeitsunfähigkeitszeiten (über zwölf Wochen innerhalb der vorausgegangenen zwölf Monate)

Einschlusskriterien einer subjektiv erhöhten beruflichen Belastung:

- Erhöhter selbsteingeschätzter Beitrag beruflicher Belastungen zur Erkrankung
- Erhöhte berufliche Beeinträchtigung durch die Erkrankung
- Erhöhte Unzufriedenheit mit der beruflichen Situation
- Gravierende Konflikte mit Kollegen und Vorgesetzten
- Negative subjektive Erwerbsprognose (vgl. auch Mittag u. Raspe, 2003)

Die subjektive berufliche Belastung kann bei Aufnahme anhand fünfstufiger Selbsteinschätzungen erhoben werden, wobei zur Teilnahme an der Gruppe mindestens zwei der fünf Items auffällige Werte (»ziemlich (4)« oder »sehr (5)«) aufweisen sollten (vgl. Abb. 5). Ferner kann das Patienteninteresse an berufsbezogenen Gruppeninhalten erfragt werden, um eine ausreichende berufsbezogene Behandlungsmotivation sicherzustellen (vgl. Abb. 5).

	überhaupt nicht	kaum	etwas	ziemlich	sehr
Wie stark fühlen Sie sich wegen Ihrer Beschwerden in Ihrem beruflichen Leistungsvermögen eingeschränkt?	1	2	3	4	5
Tragen Belastungen am Arbeitsplatz zu Ihren gesundheitlichen Beschwerden bei?	1	2	3	4	5
Haben Sie an Ihrem Arbeitsplatz Konflikte mit Kollegen oder Vorgestzten?	1	2	3	4	5
Befürchten Sie, dass Ihr Arbeitsplatz aufgrund Ihrer Beschwerden gefährdet ist?	1	2	3	4	5
Wie zufrieden sind Sie mit Ihrer beruflichen Situation insgesamt?	1	2	3	4	5
Haben Sie Interesse, an einer berufsbezogenen Stressbewältigungsgruppe teilzunehmen?	1	2	3	4	5

Abbildung 5: Subjektive berufliche Belastungskriterien zur SBA-Indikationsstellung. Die grau markierten Felder weisen auf eine Indikation für die SBA-Teilnahme hin.

Bei der Indikationsstellung haben sich folgende *Ausschlusskriterien* bewährt:

- Fehlende Absicht zum beruflichen Wiedereinstieg (z. B. Hausfrauen/-männer)
- Laufendes Rentenverfahren
- Hoher, eine Gruppenteilnahme ausschließender Schweregrad der Grunderkrankung (z. B. BMI < 17 bei Anorexia nervosa), Akutphase einer Psychose des schizophrenen Formenkreises u. a.
- Personen praktisch ohne Berufserfahrung, zum Beispiel Auszubildende im ersten Lehrjahr

Weitere Aspekte bei der Rekrutierung einer SBA-Gruppe

Sofern möglich, ist die Auswahl von Gruppenteilnehmern mit ähnlichem Belastungshintergrund günstig. In der vorliegenden Form ist SBA weder für die Arbeit mit Langzeitarbeitslosen noch für ältere Arbeitnehmer ausgelegt. Sollten diese im Teilnehmerkollektiv einen erheblichen Anteil haben, liegt es nahe, das Programm entsprechend zu modifizieren (vgl. Beutel et al., 2002). Ähnliches gilt, wenn Teilnehmer aus speziellen Berufsbereichen behandelt werden. Eine auf die Belastungen im Lehrerberuf hin ausgelegte Gruppenintervention erlaubt eine deutlich spezifischere Arbeit an berufsspezifischen Belastungs- und Bewältigungsmustern (z. B. Schaarschmidt u. Fischer, 2001; Hillert et al., 2005). Bei Teilnehmern aus Sozialberufen sollten kommunikative Aspekte und die Frage der eigenen Ansprüche an den Beruf akzentuiert werden. Bei Polizisten, Feuerwehrleuten, Sanitätern und ähnlichen Berufsgruppen bietet es sich an, Grundzüge des Themas »Umgang mit Traumatisierungen im Beruf« zu integrieren. Die Berücksichtigung berufsspezifischer Inhalte ist aus therapeutischer Sicht in jedem Fall wünschenswert, auch wenn dies unter den Rahmenbedingungen stationärer Einrichtungen oft schwierig ist. Bei einer Anwendung im Bereich zum Beispiel der orthopädischen Rehabilitation liegt es nahe, den interaktiven Umgang mit den körperlichen Einschränkungen (adäquates Einfordern von Unterstützung etc.) zu thematisieren (vgl. Hillert et al., 2007).

Das Vorliegen einer Persönlichkeitsstörung stellt keine grundsätzliche Kontraindikation für eine SBA-Teilnahme dar. Allerdings können ausgeprägte schizoide, schizotype und paranoide Störungen die Gruppenteilnahme erheblich erschweren. Die hohe Strukturiertheit von SBA erleichtert es Teilnehmern mit histrionischen und/ oder emotional instabilen Persönlichkeitszügen, von der Therapie zu profitieren. Personen, die aufgrund niedriger Intelligenz weniger als einen Hauptschulabschluss erreicht haben, sind in der Regel mit dem Informationsgehalt und der Notwendigkeit, Materialien eigenständig schriftlich zu bearbeiten, überfordert. Ähnliches gilt für Teilnehmer mit beeinträchtigten Konzentrations- und Gedächtnisfunktionen.

Teilnehmeraufklärung

Teilnehmer sollten vorab über Umfang und Inhalte der Gruppenintervention informiert werden. Dies kann in vorbereitenden Einzelkontakten oder einer einführenden Informationsveranstaltung erfolgen. Dabei sollte auf die Chancen, aber auch auf Nachteile und Grenzen der Teilnahme hingewiesen werden. Für die erfolgreiche Teilnahme an der SBA sind in jedem Fall Eigeninitiative und Bereitschaft zur selbstständigen Durchführung von »Hausübungen« erforderlich. Die Teilnahme an einer SBA ergänzend zum therapeutischen Standardprogramm kann den Erholungswert des stationären Aufenthaltes reduzieren. So wiesen im Rahmen der systematischen Evaluation (s. u.) SBA-Teilnehmer gegenüber Teilnehmern nach Standardtherapie bei Entlassung über tendenziell höhere Symptombelastungen auf. Hingegen, und im therapeutischen Sinne wünschenswert, fühlten sich SBA-Teilnehmer besser auf den Berufsalltag vorbereitet, was bei späteren Befragungen mit tendenziell geringeren Symptombelastungen einherging.

1.4 Inhalt und Abläufe des SBA-Programms

SBA ist auf insgesamt acht Doppelstunden angelegt, von denen jeweils zwei Sitzungen ein inhaltlich homogenes Modul bilden. Die Folge der Module ergibt sich aus ihren spezifischen Inhalten. Modul 1 hat einführenden Charakter, hier werden Veränderungsmotivation und ein Erklärungs- und Veränderungsmodell beruflicher Belastungen thematisiert. Modul 2 hat die Bearbeitung verbreiteter interaktioneller Konflikte am Arbeitsplatz zum Gegenstand, als ein Teilaspekt der beruflichen Belastungsreduktion. In Modul 3 wird das Stress-Paradigma eingeführt, zudem werden Stress-Bewältigungsstrategien erarbeitet. Modul 4 schließlich zielt auf berufliche Perspektiven und die Umsetzung der SBA-Inhalte nach Entlassung ab. Eine Vertauschung der Module 2 und 3 ist möglich, eine Umstellung der Module 1 und 4 jedoch ist nicht empfehlenswert. Da ein Bewerbungstraining nur für Personen sinnvoll ist, bei denen dies ummittelbar bevorsteht, kann die entsprechende Sitzung 8 bei allen anderen entfallen oder durch eine Vertiefung vorausgegangener Gruppeninhalte gestaltet werden. Zur Intensivierung der jeweiligen

Inhalte werden »Hausübungen« angeboten, die stets zu Beginn der folgenden Sitzung kurz besprochen werden.

Das vorliegende Manual beinhaltet ein reichhaltiges Repertoire berufsbezogener Interventionen, welche, inhaltlich aufeinander aufbauend, im Regelfall wie dargestellt umgesetzt werden sollten. In Einzelfällen jedoch mag aufgrund institutioneller Rahmenbedingungen (z. B. kürzerer Aufenthaltszeiten) kein vollständiges SBA-Angebot möglich sein. In diesem Fall bietet es sich an, SBA drei Mal pro Woche anzubieten oder gegebenenfalls bestehende Gruppeninterventionen um SBA-Einheiten zu erweitern.

Modul 1: Berufliches Wohlbefinden/Motivation

Ziel des einführenden Moduls ist es, ein allgemein verständliches Erklärungs- und Veränderungsmodell für anhaltende berufliche Probleme zu vermitteln. Da viele Teilnehmer angesichts ihrer beruflichen Probleme zu resignativem Rückzug neigen, sollen eingefahrene Betrachtungsweisen aufgelockert, positive Aspekte der Arbeit aufgezeigt (vom Lebensunterhalt über Sinnstiftung, soziale Kontakte bis zum Kompetenzerwerb und Kompetenzerleben) und damit die Motivation zu einer konstruktiven Auseinandersetzung mit der beruflichen Problematik gefördert werden (vgl. Zwerenz et al., 2005). Entsprechend wird ein »Be- und Entlastungsmodell« (modifiziert nach Kretschmann, 2000) entwickelt, das als konzeptuelle Grundlage der folgenden Module dient. Angesichts dieses Modells wird unmittelbar nachvollziehbar, dass berufliche Entlastung auf unterschiedlichen Wegen möglich ist, sowohl durch veränderte Bedingungen am Arbeitsplatz (die freilich von den Betroffenen oft kaum initiiert werden können), als auch durch eigenes Bewältigungsverhalten. Im Anschluss an eine kritische Bewertung der eigenen Arbeitssituation werden individuelle berufliche Veränderungsziele formuliert. So kann eine SBA-Teilnahme eine verbesserte Erholungsfähigkeit, einen günstigen Umgang mit Konflikten am Arbeitsplatz oder auch die Reflexion eigener Ansprüche an die Arbeit zum Ziel haben.

Modul 2: Stressbewältigung

Ausgehend von Informationen zum Thema Stress werden Strategien zur Stressreduktion und Stressbewältigung erarbeitet und eingeübt. Das Modul orientiert sich an etablierten Stressbewältigungstrainings (Wagner-Link, 1995). Grundlegend ist eine individuelle Stressanalyse im Sinne des verhaltenstherapeutischen SORK-Schemas: Typische Stressauslöser werden identifiziert sowie kurz- und langfristig wirksame Bewältigungsstrategien unterschieden. Ziel ist es, dass die Teilnehmer ihre bestehenden Bewältigungsmöglichkeiten als eigene Ressourcen kennenlernen und auf zusätzliche Strategien der Belastungsreduktion aufmerksam werden. Die Gruppenleitung thematisiert hier das Führen »positiver Selbstgespräche« (Meichenbaum, 1985), regt eine Reflexion zum Beispiel überhöhter, perfektionistisch akzentuierter Erwartungen an die eigene Leistung an und stellt Möglichkeiten einer angemessenen Genuss- und Pausengestaltung vor (vgl. Lutz, 2000).

Modul 3: Umgang mit Kollegen und Vorgesetzten

Inhaltlich und methodisch im Sinne etablierter Gruppentrainings zur sozialen Kompetenz (vgl. Pfingsten u. Hinsch, 1991), werden zunächst typische Konfliktsituationen am Arbeitsplatz dargestellt. Hiervon ausgehend wird eine Sensibilisierung für häufige interaktionelle Konfliktauslöser und eine Unterscheidung unsicherer, aggressiver und sozialkompetenter Interaktionsstile angestrebt. Anschließend werden im Rollenspiel von den Teilnehmern eingebrachte Problemsituationen bearbeitet, in der Regel Konfliktsituationen zwischen Mitarbeitern und Vorgesetzten oder Mitarbeitern untereinander. Es erfolgt eine systematische Konfliktanalyse solcher mitunter Mobbing-Qualität aufweisender Konstellationen, wobei in der SBA gezielt von Kommunikationsproblemen und nicht per se von Täter-Opfer-Konstellationen ausgegangen wird (vgl. Leymann, 1993; Zuschlag, 2001; Schwickerath, 2001). Anschließend werden praktische Lösungen entwickelt, unter Bezug auf Modelle wie die Schritte der Problemlösung (nach D'Zurilla u. Goldfied, 1971) und die kognitive Umstrukturierung.

Modul 4: Berufliche Perspektiven und Bewerbungstraining (optional)

Das abschließende Modul fokussiert auf die konkreten beruflichen Ziele der Teilnehmer und die Umsetzung der in den vorangegangenen Sitzungen erarbeiteten Inhalte. Die Teilnehmer stellen ihre beruflichen Stärken vor und erarbeiten persönliche Entwicklungsmöglichkeiten. Das optionale (s. o.) Bewerbungstraining greift neben den elementaren Inhalten solcher Programme, etwa zur formal und inhaltlich angemessenen Erstellung der Bewerbungsunterlagen, häufige Fragen der Teilnehmer auf. Zudem werden in Rollenspielen Bewerbungsgespräche geübt.

1.5 Evaluation der SBA

Im Rahmen eines im Rehabilitationswissenschaftlichen Forschungsverbund Bayern (RFB Würzburg) geförderten Evaluationsprojekts[1] erfolgte von März 2002 bis Mai 2005 an der Medizinisch-Psychosomatischen Klinik Roseneck eine kontrollierte längsschnittliche Evaluation des SBA-Gruppenprogramms. Einem Eingangsscreening erhöhter beruflicher Belastung (vgl. Abschnitt 1.3) folgend wurden Zeitstichproben rekrutiert, mit 133 Teilnehmern der SBA-Intervention (Interventionsgruppe, IG) ergänzend zur kognitiv-verhaltenstherapeutischen psychosomatischen Standardtherapie und 156 Patienten in Standardtherapie (Kontrollgruppe, KG). Bei kontrollierter Behandlungsintensität waren die Gruppen bezüglich Behandlungsdauer, AU-Zeiten vor Aufnahme, Diagnosen (Depressionen, Angst- und somatoforme Störungen sowie Essstörungen als häufigste ICD-10 Hauptdiagnosen) und

1 Projekt: »Kontrollierte Therapiestudie zur Optimierung berufsbezogener Therapiemaßnahmen in der Psychosomatischen Rehabilitation« (Laufzeit: 03/02 bis 04/05; Förderkennzeichen: 01GD0121), gefördert durch die Deutsche Rentenversicherung und das Bundesforschungsministerium im Rahmen des Forschungsverbundes »Rehabilitationsforschung Bayern«.

Rentenabsicht bei Aufnahme parallel. Das SBA-Programm entsprach weitgehend dem hier vorgestellten Manual. In die Auswertungen wurden Patienten einbezogen, die an mindestens sechs der acht Sitzungen teilgenommen hatten. Grund für einen Abbruch der Gruppenteilnahme (insgesamt acht Patienten) war zumeist eine nicht ausreichend lange stationäre Aufenthaltsdauer.

Die begleitende Fragebogenerhebung umfasste objektive Indikatoren der Erwerbssituation (u. a. Erwerbstätigkeitsstatus, Arbeitsunfähigkeitszeiten und Rentenwunsch), Selbsteinschätzungen beruflicher Belastung (u. a. berufliche Sorgen, soziale Stressoren am Arbeitsplatz, erlebte Kontrolle am Arbeitsplatz und Arbeitszufriedenheit), Selbsteinschätzungen der Arbeitsbewältigung (insbesondere »Arbeitsbezogene Verhaltens- und Erlebensmuster – AVEM« nach Schaarschmidt u. Fischer, 2003; s. S. 16f.) sowie Bewertungen der Gruppe und Einschätzungen der berufsbezogenen Behandlungszufriedenheit. Für eine ausführliche Darstellung der Evaluationsinstrumente sei auf Koch et al., 2007 verwiesen.

Drei Monate nach Entlassung fielen Zufriedenheitseinschätzungen mit beruflichen Behandlungsinhalten nach SBA-Teilnahme (IG) signifikant günstiger aus als bei Patienten nach Standardtherapie (KG). Bewertungen der Eignung der SBA zum Erwerb praktischer Hilfestellungen für den Arbeitsalltag sowie psychoedukative Gruppeninhalte zur Einsicht in Zusammenhänge von Arbeit und Gesundheit und die Ermöglichung eines Austauschs mit gleichermaßen von beruflichen Problemen Betroffenen erfuhren die höchste Zustimmung. Weiterhin wird eine günstigere Entwicklung der beruflichen Widereingliederung deutlich: Nach Teilnahme an der SBA (IG) zeichnete sich drei Monate nach Entlassung – statistisch signifikant – ein gegenüber der Standardtherapie (KG) abgeschwächter Trend des Ausscheidens aus dem Erwerbsleben ab (Erwerbstätigkeitsquote IG: –2,05 %, KG: –8,67 %). Bei Teilnehmern der SBA war gegenüber der Kontrollbedingung eine deutlich stärkere Abnahme von resignativer Arbeitsbewältigung (AVEM Burn-out-Typus B) zu verzeichnen (IG: –13,7 %, KG: +15,3 %), welcher den im Bereich der psychosomatischen Rehabilitation deutlich häufigsten Risikotypus darstellt (vgl. Heitzmann et al., 2005). Auch eine deutliche Abnahme von Rentenabsichten (IG: –3,8 %, KG: + 11,7 %) sowie ein höherer Anteil der Inanspruchnahme beruflicher Nachsorgemaßnahmen (IG: 26,1 %, KG: 12,3 %) weist in Richtung einer günstigeren beruflichen Prognose infolge der SBA-Teilnahme. Für eine ausführliche Darstellung sei auf Koch et al. (2006) verwiesen.

Bleiben diese wünschenswerten Effekte der stationären Behandlung beruflicher Probleme langfristig erhalten? Zwölf Monate nach Entlassung blieben Unterschiede der Erwerbsentwicklung stabil oder nahmen sogar leicht zu (Erwerbstätigkeitsquote IG: +1,7 %, KG: –8,7 %). Auch eine günstigere Entwicklung des AVEM-Burn-out-Typus (Typ B) blieb zwölf Monate nach Entlassung nachweisbar (IG: –12,2 %, KG: +3,9 %). In den beruflichen Aspekten »Stress«, »Konflikte mit Kollegen«, »Konflikte mit Vorgesetzten«, »Pausengestaltung«, »Arbeitsorganisation« und »Bewerbungen« beschrieben SBA-Teilnehmer (IG) weiterhin eine signifikant höhere berufsbezogene Behandlungszufriedenheit (vgl. Abb. 6).

Hierbei ist zu berücksichtigen, dass der Nachweis der Wirksamkeit einer umschriebenen berufsbezogenen Intervention wie SBA gegenüber einer umfangreichen,

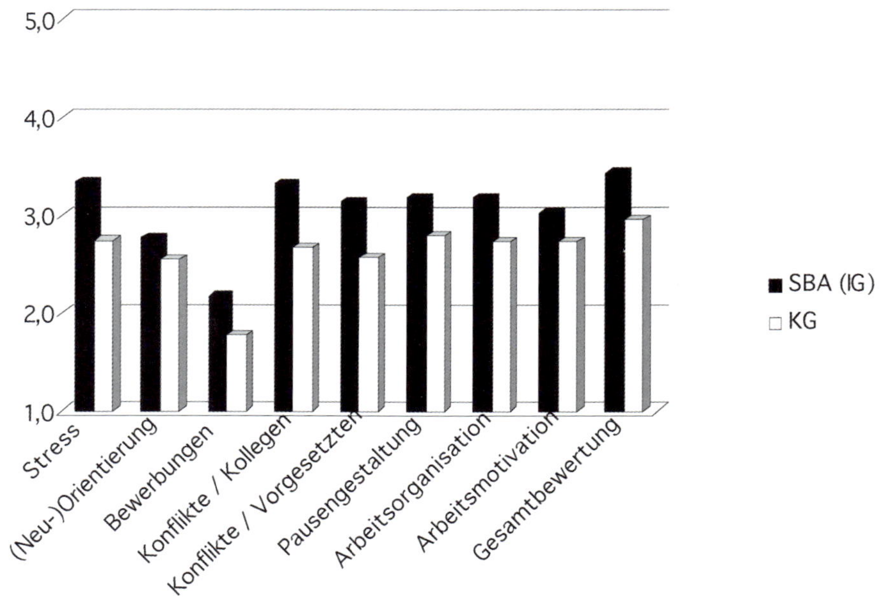

Abbildung 6: Zufriedenheit mit der Behandlung beruflicher Problemlagen 12 Monate nach Entlassung (t2), Interventionsgruppe (IG) und Kontrollgruppe (KG) im Vergleich. Selbsteinschätzung (»Inwieweit war Ihnen die Therapie bezüglich folgender beruflicher Behandlungsinhalte hilfreich?«) von »überhaupt nicht (1)« bis »sehr (5)«, Mittelwerte 12 Monate nach Entlassung. Berufsbezogene Interventionsgruppe (SBA, n = 133) und Kontrollgruppe (KG, n = 156) im Vergleich.

ebenfalls berufliche Behandlungsaspekte enthaltenden Standardtherapie schwierig ist. In der vorliegenden Evaluation waren in mehreren berufsbezogenen Selbsteinschätzungsverfahren wie etwa beruflichen Belastungseinschätzungen keine substanziellen Verbesserungen der Standardtherapie durch Einbezug der SBA-Intervention nachzuweisen (Koch et al., 2007). Eine solche, letztlich auch mit Aufwand und Kosten verbundene berufsbezogene Intervention sollte jedoch unserer Ansicht nach auch bei starker Standardtherapie erwogen werden. Die Schwäche stationärer Behandlungskonzepte liegt typischerweise in der mangelnden Aufrechterhaltung von Behandlungseffekten über die kurzfristigen Symptomverbesserungen bei Entlassung hinaus. Der hier verfolgte berufsbezogene Behandlungsansatz verfolgt das Ziel der Transfersicherung der im verhaltenstherapeutischen Setting verbreiteten Behandlungsinhalte (Stress, soziale Kompetenz etc.). Zur Verbesserung der langfristigen Behandlungseffekte liegt eine Ergänzung durch entsprechende Angebote nahe (interne Nachsorgeangebote, Auffrischungssitzungen/»booster sessions«, Peer-Kontakte in speziellen Internetforen, direkte Vernetzung mit berufsbezogenen Nachsorgeangeboten der Rentenversicherungsträger u. v. m.).

1.6 Gestaltung der Gruppentherapie

Zwischen Psychoedukation und Psychotherapie

Die Qualität einer SBA-Gruppe hängt wesentlich davon ab, inwieweit es der Gruppenleitung gelingt, die Balance zwischen Informationsvermittlung und psychotherapeutischen, erlebnisaktivierenden Strategien zu finden. Eine Voraussetzung dafür, dass dies gelingen kann, ist ein konstruktives Gruppenklima, basierend auf einem weder autoritären noch unsicher am Konzept haftenden Stil der Gruppenleitung und einem freundlichen, sich stützenden Austausch der Teilnehmer untereinander. Um Letzteres zu erreichen, kann es gelegentlich notwendig sein, außerhalb des strukturierten Ablaufes zeitliche Freiräume zuzulassen, etwa wenn Teilnehmer sich über eigene Erfahrungen mit günstigen und ungünstigen Stressbewältigungsstrategien austauschen. Andererseits sollten ein ausuferndes, kontraproduktives Klagen über »Mobbing« am Arbeitsplatz oder über die Unmenschlichkeiten des Arbeitsmarktes im Allgemeinen freundlich beendet und das Gespräch auf konstruktiv-lösbare Aspekte gelenkt werden.

Vorteile des psychoedukativ-psychotherapeutischen SBA-Gruppensettings

Aus dem gewählten gruppentherapeutischen Behandlungssetting ergeben sich die folgenden Vorteile (zu Vorteilen und Wirkmechanismen der Gruppentherapie vgl. auch Sulz, 2001, S. 441ff.):

- Die Gruppe ermöglicht den Austausch über subjektive Erfahrungen mit beruflichem Stresserleben. Die Teilnehmer erleben, dass sie mit ihren beruflichen Problemen nicht alleine stehen, und können in der Gruppe Verständnis und emotionale Unterstützung erfahren (meist beeindruckender als warme Worte der Gruppenleiter!).
- Die Gruppe erlaubt eine positive Korrektur destruktiver Tendenzen, zum Beispiel bei resignativer Passivität und Pessimismus.
- Anhand der Gruppenrückmeldungen können individuelle Erfahrungen bewertet und gegebenenfalls relativiert werden.
- Rollenspiele, Gruppenübungen und die Einübung von Vorstellungsgesprächen ermöglichen vielfältige Rückmeldungen durch die Teilnehmer und Möglichkeiten zum Lernen am Modell.
- Der Gruppenkontext ist durch die Beiträge der Teilnehmer reich an Ideen und Ansätzen, was im therapeutischen Einzelgespräch so nicht erreicht werden kann.

Hinweise zur Arbeit mit SBA-Gruppen

Gruppengröße und Gruppenzusammensetzung
Die ideale Teilnehmerzahl liegt bei sechs bis acht Personen. Bei weniger als sechs Personen kommen die Wirkmechanismen der Gruppe (s. o.) zu wenig zum Tragen. Bei mehr als acht Personen ist eine notwendige Individualisierung der Gruppeninhalte zumeist schwierig. Im klinischen Kontext ist eine homogene Zusammenset-

zung der Gruppe hinsichtlich Diagnose- und Berufsgruppen oftmals nicht erreichbar. Dies kann als Herausforderung für die Leitung gesehen und vielfach konstruktiv genutzt werden: So konnte etwa ein hochqualifizierter Physiker durchaus etwas aus Problemen einer ungelernten Fließbandarbeiterin lernen und eigene Perspektiven hinterfragen. Wenn eine akzeptierende Gruppenatmosphäre etabliert wurde, relativieren sich oftmals Intelligenz- und Schulbildungsunterschiede im Rahmen der SBA in einem auch für Therapeuten überraschenden Maße. Ungeachtet dessen sollte die Gruppenleitung möglichst fremdwortarm und natürlich möglichst frei von Psychojargon (»Was macht das mit Ihnen?«) verfahren. Zur Indikationsstellung siehe Abschnitt 1.3.

Zusammenarbeit der Gruppe

Wie bei Gruppentherapien üblich, kommt der Gruppenleitung auch in der SBA Vorbildfunktion zu. Dies beinhaltet neben dem freundlich-stützenden Auftreten, dass störende bis feindselige Interaktionen der Teilnehmer untereinander nicht hingenommen werden dürfen. Andererseits ist es unvermeidlich, Spannungen auszuhalten, etwa wenn ausgeprägt klagsame Patienten vor vorschnellen, gut gemeinten Ratschlägen der Gruppe zu schützen sind. Kontakte zwischen den Teilnehmern außerhalb der Gruppenzeiten sind, anders als in verschiedenen ambulanten Psychotherapiegruppen, durchaus erwünscht, zumal das SBA-Programm sehr dicht ist und Vertiefungen einzelner Themen hier oft nicht möglich sind.

Gruppenregeln

Es hat sich bewährt, einführend die zentralen, in therapeutischen Gruppen üblichen Regeln darzulegen. Die »Schweigeregel« (im Gegensatz zur ärztlichen »Schweigepflicht« nicht rechtlich verbindlich) besagt, dass persönliche Inhalte aus der Gruppe *ausschließlich im Beisein* der betroffenen Person diskutiert werden sollten. Die Formulierung »alles, was hier gesagt wird, bleibt hier im Raum« ist hingegen schwammig und damit potenziell konfliktträchtig. Zudem sollten Teilnehmer daran erinnert werden, in Ich-Botschaften zu sprechen, also »ich« statt »man« zu sagen, und Störungen frühzeitig zu äußern, anstatt innerlich aus dem Gespräch auszusteigen. Gegebenenfalls können weitere Gesprächsregeln im Verlauf der SBA entwickelt werden.

Führungsstil für die SBA

Grundsätzlich sind ein partnerschaftlicher Führungsstil mit Betonung der Gesprächsbereitschaft (»Sie können jederzeit Fragen stellen«) und die Nutzung der in der Gruppe vorhandenen Ressourcen empfehlenswert. Dabei darf aber die Zeitstruktur der jeweiligen Sitzung nicht aus den Augen geraten! Ein »Laufenlassen« des Gesprächs und ein Laisser-faire-Stil ist in der SBA nicht sinnvoll, da dies zu viel Zeit kostet, oft weit vom Thema wegführt und auch Raum für weniger konstruktive Gruppendynamiken eröffnet. Die SBA hat definitiv angesichts des dichten Programms bei eng begrenztem Zeitrahmen nicht den Anspruch, eine intensive Psychotherapiegruppe mit Aufarbeitung von gegenseitigen Übertragungen und Konflikten zu sein!

Offenheit und Kommunikationsbereitschaft als Grundlage der SBA-Teilnahme
Auch wenn SBA primär keine Selbsterfahrungsgruppe ist, so lebt sie doch von authentischen Mitteilungen der Teilnehmer. Personen, die nicht gewillt sind, relevante private oder berufliche Informationen preiszugeben, blockieren den Ablauf der Gruppe. Beispielsweise ist es nicht sinnvoll, eine Person teilnehmen zu lassen, die sich weigert, ihren Beruf anzugeben und sich nur in allgemeinen Andeutungen ergeht oder beteuert, keine Probleme im beruflichen Bereich zu haben – trotz 80-Stunden-Woche!

Teil 2

Das Manual

Vorgespräch mit den Patienten

Nachdem die allgemeinen Hinweise für die Zuweisung (siehe Teil 1) beachtet wurden, werden die Teilnehmer in einem Vorgespräch mit den verschiedenen Schwerpunkten der SBA und deren Zielsetzungen vertraut gemacht. Wir gehen hierbei von einem Einsatz des Manuals im stationären Kontext aus; für den ambulanten Bereich muss die Information adaptiert werden. Generell ist es nur sinnvoll, Personen zuzuweisen, die in irgendeinem der SBA-Bereiche Probleme äußern, zum Beispiel Konflikte mit Kollegen, Probleme mit zu hoher Arbeitsbelastung und Stresssymptomen oder Notwendigkeit der Neuorientierung im beruflichen Bereich. Die SBA ist nicht als allgemeine Problemlösegruppe konzipiert, sondern stellt eine Form der Indikativgruppe für Probleme im Berufsleben dar. Folgende Aspekte können beim Vorgespräch bereits angesprochen werden:

- Die aktive Mitarbeit in den acht SBA-Sitzungen und das Erledigen der Hausübungen garantieren einen guten Erfolg bei der Teilnahme. Die Teilnehmer sollten bereit sein, an allen acht Sitzungen teilzunehmen.
- Im Klinikkontext können vertiefende Gespräche über persönliche Probleme in der Einzelpsychotherapie und umfangreichere sozialtherapeutische Beratungstermine über individuelle berufliche Problemlagen stattfinden: Die SBA bildet ein Element einer multimodalen stationären Behandlung und wird in der Regel nicht isoliert angeboten.
- Die Teilnehmer können ihre eigenen Erfahrungen in der Gruppe schildern und sich mit den anderen Teilnehmern austauschen; dabei lernen sie voneinander.
- Eine Vielzahl von Arbeitsblättern mit Informationen und mit Übungen zur Vertiefung der SBA-Inhalte werden ausgeteilt: Es ist sehr sinnvoll, diese Hausübungen immer zu machen, damit der Inhalt persönlich erlebbar wird. Dabei ist es normal, dass nicht jeder Teilnehmer jede einzelne Sitzung gleichermaßen passend findet für die eigenen Bedürfnisse.
- Eigenes Papier und einen Stift für Notizen sowie eine Mappe zum Sammeln der Arbeitsblätter sind mitzubringen.
- In der Gruppe können zu bestimmten Problemen, etwa im persönlichen Kontakt mit Kollegen und Vorgesetzten, praktische Übungen durchgeführt und neues Verhalten gelernt und eingeübt werden.

Erläuterungen zur Anwendung des Manuals

Das hier vorgestellte Manual entspricht weitgehend der wissenschaftlich evaluierten Version (s. S. 29–31). Strukturen und Inhalte des Therapieprogramms haben sich mittlerweile im Klinikalltag gut bewährt. Obwohl immer eine gewisse Schwerpunktsetzung möglich ist und Gruppenleiterinnen daher auf die Gruppenbedürfnisse eingehen können, so ist doch die Dichte des Materials durchaus von den Autoren erwünscht und sollte nicht unnötig ausgedünnt werden.

Die Zeitvorgaben beruhen auf Erfahrungswerten und sind natürlich nur als Anhaltspunkte zu verstehen. Das Layout beinhaltet eine *Marginalspalte* mit Symbolen zum allgemeinen Ablauf der Sitzungen und kleinen Abbildungen der Arbeitsblätter sowie eine *Textspalte* mit sich wiederholenden Abschnittsüberschriften und den Erläuterungen für jede Sitzung. Auf diese Weise soll die Orientierung im Manual optimiert werden. Wörtliche Rede ist *kursiv und blau* gesetzt.

Bedeutung der verwendeten Symbole

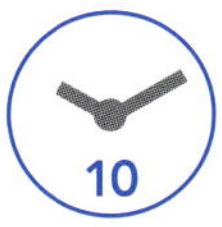

Zeitangabe in Minuten

Sachinformation für die Gruppenleiterin

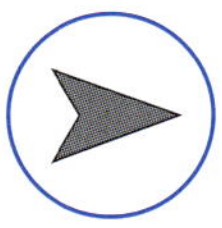

Organisatorische und allgemeine Hinweise für die Gruppenleiterin

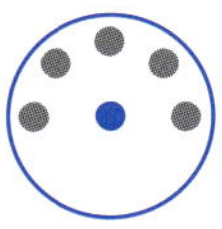

Vortrag der Gruppenleiterin

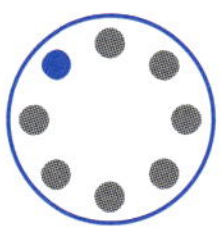

Gruppengespräch

Allgemeine Vorbereitungen für die Sitzungen der SBA

Zur Durchführung der SBA-Gruppe ist die Bereitstellung der folgenden Arbeitsmaterialien zu empfehlen:

Gruppenleiterin

- Manualkopien für die Gruppenleiterin
- Ein Satz Overhead-Folien, sortiert und griffbereit, am besten in glasklaren Klarsichthüllen mit Lochrand für den Ordner
- Flipchartblock, dicke Filzstifte
- Papier und Stift für Mitschriften von Zusatzinformationen
- Anwesenheitsliste

Teilnehmer

- Die Arbeitsblätter sollten am besten in verschiedenen Pastellfarben zur besseren Orientierung und sortiert kopiert werden. Dann können sie alle auf einmal ausgeteilt werden – dies spart Zeit und Nerven.
- Die Teilnehmer können dazu angeregt werden, für Notizen Stift und Papier mitzubringen. Außerdem haben sich Namensschilder bewährt.

Gruppenraum

- Ausreichende, frei bewegliche Bestuhlung und gute Beleuchtung
- 2–3 Zusatzstühle, die als Ablage für die Materialien und gegebenenfalls bei Übungen verwendet werden können.
- Flipchartgestell
- Overheadprojektor

Zeiten

- Die Gruppensitzungen dauern 90 oder, wenn möglich, besser 100 Minuten.
- Es finden insgesamt acht Gruppensitzungen in einem Zeitraum von 2,5 bis 4 Wochen statt.

1. Sitzung
Einleitung

Materialien

Gruppenleiterin
- Overhead-Folien 1–3
- Anwesenheitsliste

Teilnehmer
- Arbeitsblätter 1–3
- Namensschilder
- Papier und Stifte

Praxis
- Flipchart + Stifte
- Overhead-Projektor

Arbeitsblatt 1: »Gliederung der SBA«
Arbeitsblatt 2: »Funktionen der Arbeit«
Arbeitsblatt 3: »Worin unterscheiden sich aktueller und idealer Job?«

Ziele der Sitzung

→ Die Teilnehmer formulieren ihr Anliegen an die SBA und lernen die beruflichen Probleme der anderen kennen.
→ Die Teilnehmer stellen sich der Frage, welche Probleme in welchem Maße von ihnen beeinflussbar sind, und wo sie realistischerweise Verantwortung für berufliche Veränderungen übernehmen können.
→ Die Teilnehmer können wichtige Funktionen von Arbeit benennen und reflektieren dabei, dass Berufstätigkeit auch eine wichtige Ressource ist.

Überblick über die Sitzung

1. Begrüßung	
2. Kurze Vorstellung der Teilnehmer	10 Min.
3. Rahmenbedingungen für die Gruppe	5 Min.
4. Überblick über die acht Sitzungen der SBA	5 Min.
5. Vorstellungsrunde für die berufliche Problematik der Teilnehmer	35 Min.
6. Auslöser beruflicher Schwierigkeiten und deren Beeinflussbarkeit	15 Min.
7. Bedeutung/Funktionen der Arbeit	10 Min.
8. Hausübung: »Worin unterscheiden sich aktueller und idealer Job?«	5 Min.
9. Abschluss/Rückmeldung	5 Min.
	90 Min

1. Begrüßung

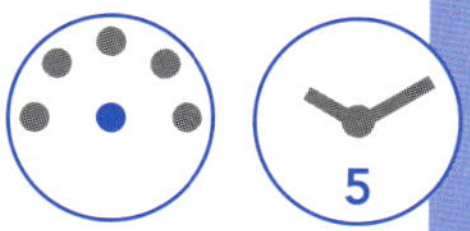

Die Gruppenleiterin stellt sich mit Namen und Funktion vor.

Herzlich willkommen zur ersten Sitzung der Gruppe »Stressbewältigung am Arbeitsplatz«. Sie haben sich für diese Gruppe entschieden, weil Sie Probleme mit Ihrem Arbeitsplatz beziehungsweise Ihrer Berufstätigkeit haben. Wir wollen in dieser Gruppe verschiedene Aspekte der Zufriedenheit am Arbeitsplatz beleuchten und Ihnen Wissen und Strategien zur Stressbewältigung vermitteln.

Die Gruppensitzungen sind so geplant, dass Sie viele Informationen bekommen und darüber hinaus eigene Erfahrungen, zum Beispiel in Rollenspielen, machen können. Das bedeutet aber auch, dass das Programm recht umfangreich und intensiv ist. Zur individuellen Bearbeitung der Inhalte erhalten Sie Arbeitsblätter, die Sie im Rahmen von Hausübungen ausfüllen und bearbeiten sollten. Wir empfehlen Ihnen sehr dringend, die Übungen zu machen! Sie können damit Ihre Möglichkeiten, berufliche Belastungen zu bewältigen, deutlich erhöhen.

Bitte bringen Sie zur Sammlung der Arbeitsblätter eine Mappe oder einen Ordner mit. Außerdem ist es sinnvoll, Zettel und Stift bereitzuhalten. Zwar bekommen Sie Arbeitsblätter von uns; manches, was Sie sich vielleicht notieren möchten, wird aber in Gesprächen untereinander spontan entwickelt.

Wir werden regelmäßig Gruppengespräche führen und Übungen und Rollenspiele machen. Dafür sind wir auf Ihre aktive Mitarbeit angewiesen. Diese Gruppe wird vor allem durch Ihre Beiträge interessant und abwechslungsreich. Wir hoffen, dass es allen Teilnehmern möglich sein wird, sich hier offen zu äußern und bei den praktischen Übungen mitzuwirken.

2. Kurze Vorstellung der Teilnehmer

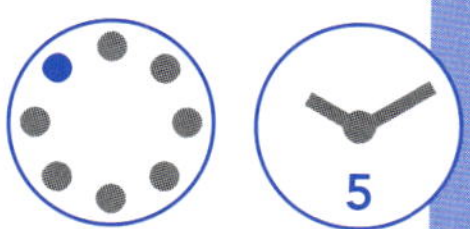

Ich möchte Sie jetzt bitten, sich kurz vorzustellen, mit Ihrem Namen, Ihrem Alter und dem Grund, weshalb Sie in der Klinik sind. Sie haben alle Namensschilder – bitte bringen Sie diese für jede Sitzung wieder mit. Auf Ihre beruflichen Probleme werden wir später noch ausführlich eingehen.

3. Rahmenbedingungen für die Gruppe

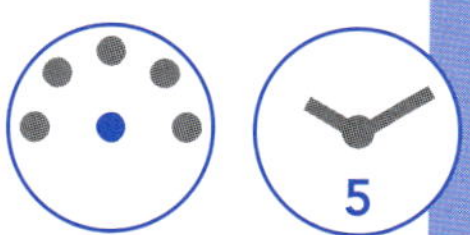

Die Gruppenleiterin gibt Informationen zu den genauen Zeiten, Daten und Räumlichkeiten der acht SBA-Sitzungen. Die Gruppe dauert bei zwei Terminen pro Woche vier Wochen – das Datum der letzten Sitzung sollte ebenfalls angegeben werden.

Wir möchten Sie bitten, an allen Sitzungen teilzunehmen, auch wenn auf den ersten Blick nicht alle Inhalte für Sie interessant zu sein scheinen. Wir fangen pünktlich an, denn das Programm ist umfangreich. Erfahrungsgemäß werden wir auch Zeit für Gruppendiskussionen brauchen. Vorab muss ich noch auf einen wichtigen Punkt, eine Gruppenregel, hinweisen; es geht um die Verschwiegenheit hinsichtlich aller persönlichen Aspekte, die Sie von Mitpatienten im Rahmen von SBA erfahren. Bitte diskutieren Sie persönliche Informationen, die hier offenbart werden, nicht außerhalb der Gruppensitzungen, es sei denn, die betreffende Person ist selbst anwesend. Dies ist eine wichtige Voraussetzung dafür, dass sich jeder Teilnehmer persönlich äußern kann! Außerdem hat es sich sehr bewährt, immer in der Ich-Form zu sprechen und nicht »man« zu sagen, wenn Sie über sich selbst berichten.

4. Überblick über die acht Sitzungen der SBA

Die Gruppenleiterin teilt den vollständigen Satz von Arbeitsblättern an die Teilnehmer aus und stellt die einzelnen Module und Sitzungen inhaltlich kurz vor.

5

Als Nächstes möchte ich Ihnen einen kurzen Überblick über die acht Sitzungen dieser Gruppe geben. Sie haben diese Übersicht auf Arbeitsblatt 1: »Gliederung der SBA«.

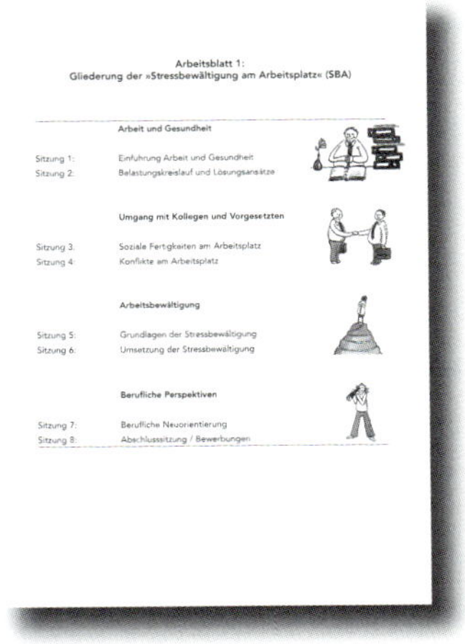
Arbeitsblatt 1:
Gliederung der »Stressbewältigung am Arbeitsplatz« (SBA)

Arbeit und Gesundheit

Sitzung 1: Einführung Arbeit und Gesundheit
Sitzung 2: Belastungskreislauf und Lösungsansätze

Umgang mit Kollegen und Vorgesetzten

Sitzung 3: Soziale Fertigkeiten am Arbeitsplatz
Sitzung 4: Konflikte am Arbeitsplatz

Arbeitsbewältigung

Sitzung 5: Grundlagen der Stressbewältigung
Sitzung 6: Umsetzung der Stressbewältigung

Berufliche Perspektiven

Sitzung 7: Berufliche Neuorientierung
Sitzung 8: Abschlusssitzung / Bewerbungen

Arbeitsblatt 1:
Gliederung der SBA

5. Vorstellungsrunde für die berufliche Problematik der Teilnehmer

Diese Vorstellungsrunde ist erfahrungsgemäß sehr wichtig und etabliert den ersten gegenseitigen Kontakt sowie den Rapport zur Gruppenleiterin. Einzelne klärende Fragen der Teilnehmer untereinander sollten erlaubt sein, aber

35

kein Gruppengespräch. Dabei erfordert es eine geschickte Moderation des Gesprächs: Einerseits sollen relevante Details geäußert werden, andererseits muss darauf geachtet werden, dass diese Runde nicht als »Klagemauer« missbraucht wird oder dass ausufernde Details die Präsentation des Hauptanliegens verschleiern. (Sofern anwesend, notiert eine zweite Gruppenleiterin die wichtigsten Problembereiche jedes Teilnehmers). Es ist wichtig, dass die Gruppenleiterin ab der 2. Sitzung die zentralen beruflichen Problemkonstellationen aller Teilnehmer kennt, um im Rahmen der Übungen gezielt auf die individuelle Problematik eingehen zu können.

Die einzelnen Gruppenmitglieder stellen sich vor. Folgende Fragen bietet sich zur Intensivierung und Strukturierung der Runde an:

Wie viele Stunden pro Woche arbeiten Sie? Wie sieht Ihr Arbeitsalltag aus? Arbeiten die Kollegen auch so lange, zum Beispiel 60 Stunden pro Woche? Wie ist die Atmosphäre im Büro beziehungsweise am Arbeitsplatz? Arbeiten die Kollegen harmonisch zusammen oder besteht eher ein Konkurrenzverhältnis? Welche Arbeitsbedingungen sind belastend für Sie? Sind Sie arbeitslos oder von Arbeitslosigkeit bedroht? Planen oder wünschen Sie sich eine berufliche Neuorientierung?

6. Auslöser beruflicher Schwierigkeiten und deren Beeinflussbarkeit

15

Die Gruppenleiterin zeichnet eine senkrechte Skala mit Einteilungen in Zehnerschritten von 0 am unteren linken Rand bis 100 am oberen linken Rand auf und stellt diese als Skala der *Beeinflussbarkeit beruflicher Probleme* und deren Ursachen und Auslöser vor. Anschließend nennen die Teilnehmer die Auslöser und die mutmaßlichen Ursachen ihrer jeweiligen beruflichen Problematik und schätzen das Ausmaß ihrer persönlichen Beeinflussbarkeit ein. Manchmal sind Auslöser und Ursachen identisch, etwa im Fall von »Schichtdienst« (der abgesehen von einem Arbeitsplatzwechsel vom Betroffenen nicht beeinflussbar ist), manchmal lassen sich Auslöser und (mutmaßliche) Ursachen inhaltlich trennen (z. B. Auslöser: »Eskalierender Konflikt mit einer Kollegin«; Ursache: »Ich habe das Gefühl, meine Kollegen werden vom Chef mir gegenüber bevorzugt«, offenkundig im Rahmen einer ausgeprägten Selbstunsicherheit – Beeinflussbarkeit subjektiv bei z. B. 40 %). Bei Doppelnennungen farbig unterstreichen oder eine Strichliste führen. Dasselbe Problem (z. B. Konflikte mit dem Chef) wird oft von verschiedenen Teilnehmern als unterschiedlich stark beeinflussbar wahrgenommen. Das fertige Flipchartbild fasst die subjektive Sicht aller Teilnehmer zusammen, wobei üblicherweise mehrere Ursachen und Auslöser von Problemen bei 0 bis 30 %, also in einem praktisch nicht beeinflussbaren Bereich verortet werden, etwa Personalabbau, Schichtdienst und Akkord. Viele Aspekte, zum Beispiel Konflikte mit Kollegen und hohe Leistungsansprüche, finden sich demgegenüber im Bereich von über 50 % Beeinflussbarkeit wieder. Auf deren Bearbeitung wird sich die SBA-Gruppe im weiteren Verlauf konzentrieren. Es bietet sich an, dass für diese Themen schon jetzt prägnante Überschriften wie »Konflikte mit Kollegen« oder »Probleme mit der Zeiteinteilung« gefunden und diese im Verlauf der SBA regelmäßig verwendet werden.

Die Gruppenleiterin moderiert das Gruppengespräch zur Erhebung der einzelnen Punkte.

7. Bedeutung/Funktionen der Arbeit

10

An einem neuen Flipchartblatt werden im Plenum die verschiedenen Funktionen der Arbeit zusammengetragen, was meistens sehr zügig gelingt. Anschließend erläutert die Gruppenleiterin die Bedeutung verschiedener Funktionen der Arbeit anhand von Arbeitsblatt 2: »Funktionen der Arbeit«.

Wesentliche Funktionen der Arbeit lassen sich wie folgt erläutern:

Lebensunterhalt

Die eigene Berufstätigkeit ermöglicht es, uns unabhängig von staatlicher Unterstützung und familiärem Hintergrund zu versorgen.

Erwerb von Fähigkeiten

Durch unsere Arbeit erwerben wir eine Vielzahl von Fähigkeiten und Fertigkeiten auf verschiedenen Ebenen: berufliche Fertigkeiten, Selbstorganisation im Umgang mit vielfältigen Anforderungen, Fähigkeiten im Umgang mit verschiedenen Menschengruppen, zum Beispiel Kunden, Vorgesetzten, Kollegen. Diese Lernerfahrungen haben Einfluss auf unsere Persönlichkeit und beeinflussen sowohl Arbeits- als auch Privatleben.

Anwendung von Fähigkeiten: Kompetenzerleben und Selbstentfaltung

Nach dem Erwerb von Fähigkeiten, etwa in der Ausbildung/Weiterbildung, möchte man diese auch in die Praxis einbringen. Die Umsetzung des Gelernten ermöglicht uns, Leistungen zu erbringen, und erfüllt uns mit Befriedigung, was wiederum das Selbstwertgefühl stärkt.

Soziale Kontakte

Bei der Arbeit lernen wir andere Menschen kennen, die nicht selten auch zu Freunden werden. Arbeitslose leiden hingegen stark unter sozialer Isolation. Der tägliche Umgang mit anderen Menschen bei der Arbeit erfüllt zentrale soziale Bedürfnisse.

Sinnstiftung
Fragt man Menschen nach ihren Zielen im Leben, dann antworten viele mit dem Hinweis auf ihren Beruf. Intrinsische Ziele beziehen sich dabei auf den Inhalt der Arbeit, der als in sich sinnvoll erlebt wird: beispielsweise Dienstleistungen aller Art, soziale Berufe, Herstellung von Produkten, Verwaltungsarbeit oder theoretische Arbeit zur Förderung des Wissens. Arbeit als Mittel zum Erwerb des Lebensunterhaltes verweist demgegenüber auf eine extrinsische Motivation, die sich zur Überwindung beruflicher Belastungen oftmals als weniger tragfähig erweist als intrinsische Berufsmotivation.

Zeitstrukturierung
Bei den meisten von uns regelt die Arbeitszeit unseren Tages- und Wochenablauf. Während Angestellte diese Struktur oft wenig beeinflussen können, gestalten Selbstständige und Freiberufler ihre Tagesstruktur zum Teil selbst. Studien zeigen, dass ein Verlust an Zeitstruktur – also ein ungeregelter Tagesablauf – der Entwicklung von Depressionen Vorschub leisten kann.

Gesellschaftliche Anerkennung
Jeder Mensch strebt mehr oder weniger auch nach gesellschaftlicher Anerkennung. Durch Arbeit ist es möglich, einen gesellschaftlichen Beitrag zu leisten und ein Zugehörigkeitsgefühl zu entwickeln.

Spaß
Das Erleben von Anerkennung, persönlicher Befriedigung, Kompetenzen und nicht zuletzt Interesse an den Inhalten der Arbeit selbst – all dies kann in unterschiedlichsten individuellen Gewichtungen »Spaß« machen und »Flow«-Gefühle stimulieren.

Bitte bearbeiten Sie als Hausübung Arbeitsblatt 2: »Funktionen der Arbeit«. Schätzen Sie ein, welche Funktionen für Sie persönlich besonders wichtig sind. Bringen Sie hierzu die Funktionen der Arbeit in eine Rangfolge. Natürlich können Sie nicht genannte, aber für Sie wichtige Funktionen ergänzen.

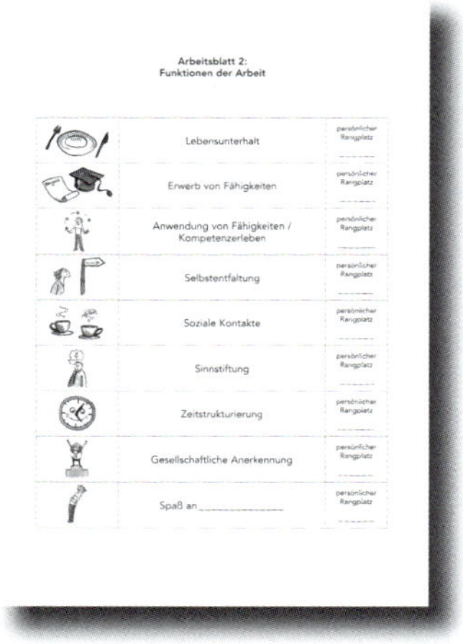
Arbeitsblatt 2:
Funktionen der Arbeit

Lebensunterhalt	persönlicher Rangplatz
Erwerb von Fähigkeiten	persönlicher Rangplatz
Anwendung von Fähigkeiten / Kompetenzerleben	persönlicher Rangplatz
Selbstentfaltung	persönlicher Rangplatz
Soziale Kontakte	persönlicher Rangplatz
Sinnstiftung	persönlicher Rangplatz
Zeitstrukturierung	persönlicher Rangplatz
Gesellschaftliche Anerkennung	persönlicher Rangplatz
Spaß an ______	persönlicher Rangplatz

Arbeitsblatt 2:
Funktionen der Arbeit

8. Hausübung erklären: »Worin unterscheiden sich aktueller und idealer Job?«

Die auf dem Arbeitsblatt 3: »Worin unterscheiden sich aktueller und idealer Job?« zu formulierenden Erwartungen und Ansprüche an die Arbeitsstelle sind als Grundlage für die Erarbeitung des Belastungskreislaufes in der nächsten Sitzung wichtig.

Jeder hat bestimmte Vorstellungen, wie eine gute oder ideale Arbeitsstelle aussehen sollte. Letztere unterscheidet sich oft leider in vieler Hinsicht von den realen Verhältnissen. Auf dem folgenden Arbeitsblatt möchte ich Sie bitten, als Hausübung einmal gegenüberzustellen, wie sich Ihre gegenwärtige Tätigkeit von einer von Ihnen gewünschten (»idealen«) Tätigkeit unterscheidet. Sollten Sie aktuell keine Arbeitsstelle haben, beziehen Sie die Frage bitte auf Ihre letzte Arbeitsstelle. Die Übung kann Ihnen helfen zu klären, worauf Sie bei einer nächsten Arbeitsstelle achten wollen oder welche Veränderungen an Ihrer derzeitigen Stelle wichtig sein könnten.

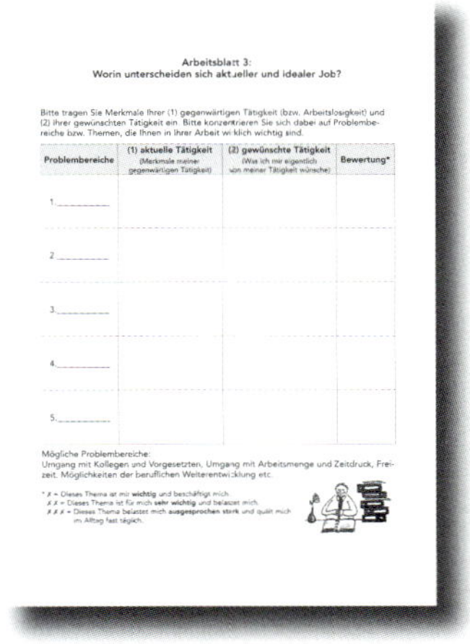

Arbeitsblatt 3:
Worin unterscheiden sich aktueller und idealer Job?

Bitte tragen Sie Merkmale Ihrer (1) gegenwärtigen Tätigkeit (bzw. Arbeitslosigkeit) und (2) ihrer gewünschten Tätigkeit ein. Bitte konzentrieren Sie sich dabei auf Problembereiche bzw. Themen, die Ihnen in Ihrer Arbeit wirklich wichtig sind.

Problembereiche	(1) aktuelle Tätigkeit (Merkmale meiner gegenwärtigen Tätigkeit)	(2) gewünschte Tätigkeit (Was ich mir eigentlich von meiner Tätigkeit wünsche)	Bewertung*
1.______			
2.______			
3.______			
4.______			
5.______			

Mögliche Problembereiche:
Umgang mit Kollegen und Vorgesetzten, Umgang mit Arbeitsmenge und Zeitdruck, Freizeit, Möglichkeiten der beruflichen Weiterentwicklung etc.

* ✗ = Dieses Thema ist mir **wichtig** und beschäftigt mich.
✗✗ = Dieses Thema ist für mich **sehr wichtig** und belastet mich.
✗✗✗ = Dieses Thema belastet mich **ausgesprochen stark** und quält mich im Alltag fast täglich.

Arbeitsblatt 3: Worin unterscheiden sich aktueller und idealer Job?

9. Kurze Blitzlichtrunde: »Sind Sie in SBA richtig?«

In einem kurzen Abschlussblitzlicht wird die Frage gestellt, ob die Teilnehmer das Gefühl haben, in einer für sie relevanten und voraussichtlich hilfreichen Therapiegruppe zu sein. Wenn dies von einem Teilnehmer verneint wird, was – eine sorgfältige Zuweisung vorausgesetzt (vgl. Abschnitt 1.3) – selten vorkommt, sollte dies nach Beendigung der ersten Sitzung in einem kurzen Einzelkontakt geklärt werden.

2. Sitzung:
Arbeit und Gesundheit

Materialien

Gruppenleiterin
- Overhead-Folien 1–5
- Anwesenheitsliste

Teilnehmer
- Arbeitsblätter 2–5
- Namensschilder
- Papier und Stifte

Praxis
- Flipchart + Stifte
- Overhead-Projektor

Arbeitsblatt 1: »Gliederung der SBA«
Arbeitsblatt 2: »Funktionen der Arbeit«
Arbeitsblatt 3: »Worin unterscheiden sich aktueller und idealer Job?«
Arbeitsblatt 4: »Belastungskreislauf mit Lösungsansätzen«
Arbeitsblatt 5: »Mein persönlicher Belastungskreislauf«

Ziele der Sitzung

→ Durch wertschätzende Rückmeldungen der Gruppenleiterin bei der Besprechung der Hausübungen wird die Motivation der Teilnehmer zur konstruktiven Auseinandersetzung mit ihren beruflichen Problemen gestärkt.
→ Die individuelle Ausprägung der »Funktionen der Arbeit« und die unterschiedlichen Erwartungen an den Arbeitsplatz werden deutlich und motivieren zur Initiative für ein verbessertes berufliches Wohlbefinden.
→ Die Teilnehmer lernen den Belastungskreislauf kennen, der eine Chronifizierung beruflicher Probleme erklärt und Lösungsansätze aufzeigt.
→ Durch eine individuelle Formulierung des Belastungskreislaufes lernen die Teilnehmer Zusammenhänge zwischen ihren Gedanken, Erlebnisweisen, Handlungen und den Problemen am Arbeitsplatz kennen.

Überblick über die Sitzung

1. Begrüßung	
2. Besprechung der Hausübung »Funktionen der Arbeit«	15 Min.
3. Besprechung der Hausübung: »Worin unterscheiden sich aktueller und idealer Job?«	15 Min.
4. Vorstellung des Belastungskreislaufs	10 Min.
5. »Mein persönlicher Belastungskreislauf«	45 Min.
6. Abschluss/Rückmeldung	5 Min.
	90 Min.

1. Begrüßung

Folie Arbeitsblatt 1: »Gliederung der SBA« auflegen.

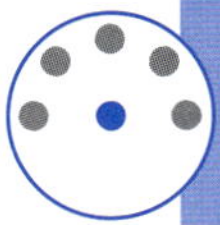

Nach der Begrüßung und einer kurzen Überprüfung der Anwesenheit fasst die Gruppenleiterin die Inhalte der letzten Sitzung zusammen und nennt die Ziele der 2. Sitzung.

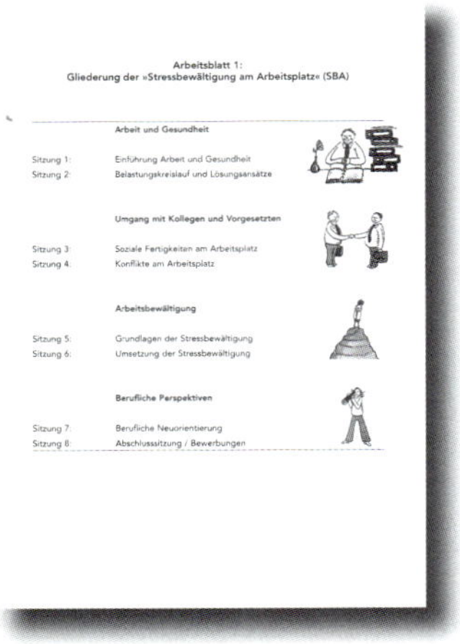

Arbeitsblatt 1:
Gliederung der »Stressbewältigung am Arbeitsplatz« (SBA)

	Arbeit und Gesundheit
Sitzung 1:	Einführung Arbeit und Gesundheit
Sitzung 2:	Belastungskreislauf und Lösungsansätze
	Umgang mit Kollegen und Vorgesetzten
Sitzung 3:	Soziale Fertigkeiten am Arbeitsplatz
Sitzung 4:	Konflikte am Arbeitsplatz
	Arbeitsbewältigung
Sitzung 5:	Grundlagen der Stressbewältigung
Sitzung 6:	Umsetzung der Stressbewältigung
	Berufliche Perspektiven
Sitzung 7:	Berufliche Neuorientierung
Sitzung 8:	Abschlusssitzung / Bewerbungen

Arbeitsblatt 1:
Gliederung der SBA

2. Besprechung der Hausübung »Funktionen der Arbeit«

Folie Arbeitsblatt 2: »Funktionen der Arbeit« auflegen.

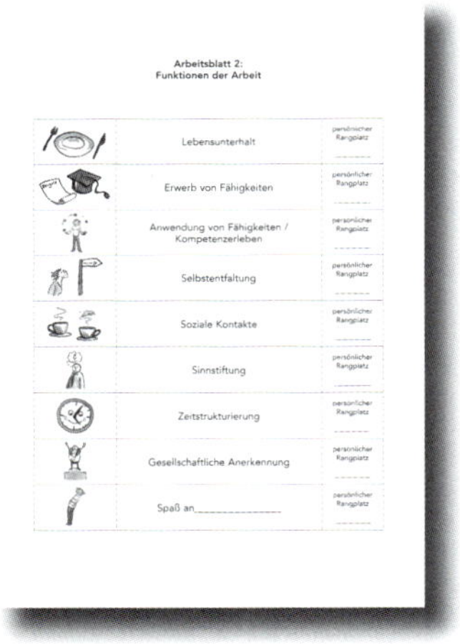

Arbeitsblatt 2:
Funktionen der Arbeit

	Lebensunterhalt	persönlicher Rangplatz ______
	Erwerb von Fähigkeiten	persönlicher Rangplatz ______
	Anwendung von Fähigkeiten / Kompetenzerleben	persönlicher Rangplatz ______
	Selbstentfaltung	persönlicher Rangplatz ______
	Soziale Kontakte	persönlicher Rangplatz ______
	Sinnstiftung	persönlicher Rangplatz ______
	Zeitstrukturierung	persönlicher Rangplatz ______
	Gesellschaftliche Anerkennung	persönlicher Rangplatz ______
	Spaß an______________	persönlicher Rangplatz ______

Arbeitsblatt 2:
Funktionen der Arbeit

Mehrere Teilnehmer stellen kurz ihre persönliche Rangliste vor. Wenn ein Teilnehmer als Funktion seiner Arbeit ausschließlich »Lebensunterhalt« nennt, sollte dieser Hinweis auf eine massive Sinnkrise im beruflichen Bereich von der Gruppenleiterin hinterfragt werden. Hierbei wird oft deutlich, dass von den Gruppenmitgliedern unterschiedliche Funktionen der Arbeit als unterschiedlich wichtig und positiv erlebt werden.

3. Besprechung der Hausübung: »Worin unterscheiden sich aktueller und idealer Job?«

Mit dieser Übung werden Diskrepanzen zwischen den individuellen Erwartungen an den Beruf und der beruflichen Realität herausgearbeitet. In Kästchen 1 des Belastungskreislaufs (s. u.) wird dies zusammengefasst.

Die Gruppenleiterin moderiert die Beiträge zu dieser Hausübung (Arbeitsblatt 3: »Worin unterscheiden sich aktueller und idealer Job?«).

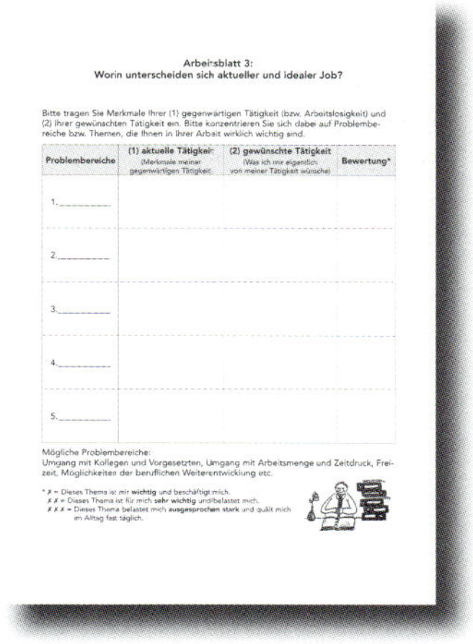

Arbeitsblatt 3:
Worin unterscheiden sich aktueller und idealer Job?

Bitte tragen Sie Merkmale Ihrer (1) gegenwärtigen Tätigkeit (bzw. Arbeitslosigkeit) und (2) Ihrer gewünschten Tätigkeit ein. Bitte konzentrieren Sie sich dabei auf Problembereiche bzw. Themen, die Ihnen in Ihrer Arbeit wirklich wichtig sind.

Problembereiche	(1) aktuelle Tätigkeit (Merkmale meiner gegenwärtigen Tätigkeit)	(2) gewünschte Tätigkeit (Was ich mir eigentlich von meiner Tätigkeit wünsche)	Bewertung*
1.________			
2.________			
3.________			
4.________			
5.________			

Mögliche Problembereiche:
Umgang mit Kollegen und Vorgesetzten, Umgang mit Arbeitsmenge und Zeitdruck, Freizeit, Möglichkeiten der beruflichen Weiterentwicklung etc.

* ✗ = Dieses Thema ist mir **wichtig** und beschäftigt mich.
✗ ✗ = Dieses Thema ist für mich **sehr wichtig** und belastet mich.
✗ ✗ ✗ = Dieses Thema belastet mich **ausgesprochen stark** und quält mich im Alltag fast täglich.

Arbeitsblatt 3: Worin unterscheiden sich aktueller und idealer Job?

Offenbar weicht bei einigen von Ihnen die reale Arbeitssituation erheblich von Ihren Erwartungen an eine befriedigende Arbeitssituation ab. Dies kann sehr belastend sein und einen Problemkreislauf in Gang setzen, den wir Ihnen jetzt gern vorstellen möchten.

4. Vorstellung des Belastungskreislaufs

Der Kreislauf, den wir Ihnen jetzt vorstellen, zeigt, wie berufliche Belastungen, wenn sie nicht gelöst werden, nach und nach zu Beschwerden und dadurch zu weiteren Belastungen führen. Viele Betroffene erleben dies als einen regelrechten Teufelskreis.

Folie Arbeitsblatt 4: »Belastungskreislauf mit Lösungsansätzen« auflegen. Die Gruppenleiterin erklärt zunächst die Kästchen mit den Problemdarstellungen, dann die Lösungsansätze. Dabei wird durch gezieltes Nachfragen die Beteiligung der Gruppenteilnehmer angeregt.

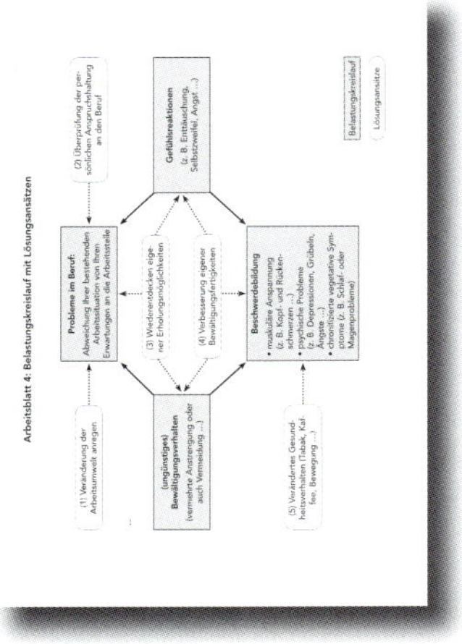

Arbeitsblatt 4: Belastungskreislauf mit Lösungsansätzen

Es folgt eine Erläuterung der einzelnen Bestandteile des Belastungskreislaufs und der Bewältigungsansätze. Die Erarbeitung der einzelnen Schritte kann durch Fragen an die Gruppe aufgelockert werden.

(1) Auslösende Probleme im Beruf

Wer unzufrieden im Beruf ist, der spürt den Unterschied zwischen seinen Erwartungen an den Beruf und der realen Situation. Dies allein kann bereits belastend sein. Diese Belastung kann sich verstärken, wenn es dem Betreffenden nicht möglich ist, aktuell anstehende Probleme zu bewältigen. Möglicherweise fehlen die Fertigkeiten dazu, oder belastende Arbeitsbedingungen erlauben dies nicht (z. B. zu hoher Arbeits- bzw. Zeitdruck oder ausgeprägte Konflikte mit Kollegen/Vorgesetzten).

- *Nennen Sie bitte Beispiele, worin Ihre berufliche Situation von Ihren Erwartungen abweicht (zu viel Arbeit, anregungsarme Tätigkeit etc.).*
- *Nennen Sie bitte Beispiele, wo die Anforderungen Ihrer Arbeit zurzeit Ihre Bewältigungsmöglichkeiten übersteigen (Zeitdruck, zu viel Verantwortung etc.).*

(2) Emotionale Reaktion

Die individuell erlebte Abweichung zwischen Anforderung und eigenen Möglichkeiten erzeugt Gefühle: manchmal Angst oder sogar Verzweiflung, manchmal Wut oder Depression.

- *Welchen Einfluss – auch über die Arbeitszeit hinaus – haben berufliche Probleme auf Ihre Stimmung und Befindlichkeit?*

(3) Beschwerdebildung

(3.1) Körperliche Beschwerden

Viele Personen erleben in beruflichen Belastungssituationen körperliche Anspannung und/oder andere körperliche Symptome.

- *Wie wirkt sich Ihre Belastung körperlich aus? Woran und wie bemerken Sie zum Beispiel eine erhöhte muskuläre Anspannung?*

(3.2) Psychische Beschwerden

Hierunter fallen typische psychosomatische Symptome: Depressionen, Ängste, Zwänge, Schmerzen und Tinnitus.

- *Sehen Sie einen Zusammenhang zwischen Ihren beruflichen Problemen und den Symptomen, die Ihre Erkrankung ausmachen und deretwegen Sie aktuell hier in Behandlung sind?*

(3.3) (Chronische) vegetative Symptome

Gemeint sind längerfristig anhaltende körperliche Beschwerden, zum Beispiel Schlafstörungen, gastrointestinale Beschwerden, Bluthochdruck und Kreislaufbeschwerden.

- *Haben die Probleme in Ihrer Arbeit Auswirkungen auf Ihre körperliche Gesundheit? Wenn ja: welche?*

(4) (Ungünstiges) Bewältigungsverhalten

Das individuelle Verhalten unter Belastung kann günstig oder auch ungünstig sein. Dabei sind viele Verhaltensweisen, mit denen die Teilnehmer sich letztlich selbst schädigen (z. B. vermehrt rauchen, trinken, Sport vernachlässigen, sozialer Rückzug und potenzierte Selbstüberforderung), oft kurzfristig entlastend. Demgegenüber gibt es eine große Vielfalt günstiger Strategien: sich in gesunden Grenzen mehr anstrengen, mit Freunden oder Kollegen über das Problem reden, einen Fachmann hinzuziehen, sich helfen lassen, Konflikte klären oder sich im Sport abreagieren. Vorhandene Ressourcen in der Gruppe sollten aufgegriffen und verbal verstärkt werden.

- *Wie sind Sie bisher persönlich mit den Problemen bei der Arbeit umgegangen? Welche Konsequenzen hatte das für die Art und Weise, wie Sie Ihr Leben führten?*

Zusammenfassung der Beschwerdenentwicklung

Es handelt sich also um einen Kreislauf, bei dem die Gefahr besteht, dass er sich immer weiter aufschaukelt und verstärkt, wenn man ihn nicht gezielt unterbricht. Über längere Zeit hinweg entwickeln sich daraus im schlimmsten Fall chronische Beschwerden, die zu längerfristiger Arbeitsunfähigkeit führen können. Eben deshalb ist es wichtig, dass wir uns nun intensiv mit Möglichkeiten beschäftigen, wie man aus dem Belastungskreislauf aussteigen kann.

Die Therapeutin leitet exemplarisch Lösungsansätze ab. Für die einzelnen Bestandteile des Belastungskreislaufs ergeben sich die folgenden Lösungsansätze:

(1) Abweichung der Erwartungen und Bedürfnisse von der realen Arbeitssituation

Ein Lösungsansatz besteht darin, die eigenen Erwartungen, zum Beispiel an die Arbeitsplatzbedingungen, die Anerkennung und die soziale Einbindung zu überprüfen und weitere Bereiche zu suchen, in denen sich die individuellen Bedürfnisse befriedigen lassen.

(2) Emotionale Reaktionen

Das Erlernen alternativer Möglichkeiten des Umgangs mit beruflichen Problemen kann zur emotionalen Entlastung führen. Beispiele: Erwartungskorrektur (»Ich muss nicht alles perfekt machen«), sinnvolle Strukturierung der Arbeit, Annehmen von Hilfeleistungen oder Ausgleichsaktivitäten.

(3) Beschwerdebildung

(3.1) Körperliche Anspannung

Chronischer körperlicher Anspannung kann man beispielsweise mittels der Anwendung von Entspannungstechniken entgegenwirken.

(3.2) Psychische Beschwerden

Wenn keine klinische Diagnose vorliegt, kann die Umsetzung von Stressbewältigungsstrategien allein positive Veränderungen im Alltag bewirken. Beim Vorliegen manifester psychischer und psychosomatischer Störungen ist parallel zu berufsbezogenen Ansätzen selbstverständlich eine qualifizierte störungsspezifische Behandlung notwendig.

(3.3) (Chronische) vegetative Symptome

Jede Form der Stressbewältigung hat potenziell positive Rückwirkungen auf Befindlichkeit und körperliche Symptome, zum Beispiel auf den Schlaf, den gastrointestinalen Bereich oder das Schmerzerleben.

(3.4) (Ungünstiges) Bewältigungsverhalten

Die Teilnehmer werden aufgefordert, zumindest kurzfristig wirksame, langfristig aber ungünstige Strategien zu überlegen. Beispielsweise können mehr als drei Tassen Kaffee bereits stark zum erlebten Stress oder zu Schlafproblemen beitragen. Sozialer Rückzug führt ebenso in eine Sackgasse wie extrem lange Arbeitszeiten oder häufige Krankmeldungen aus psychischen Gründen! Demgegenüber gilt es, günstige – weil langfristig gesündere – Formen der Bewältigung zu finden, verbunden mit der Frage, wie dies im realen Leben umsetzbar sein könnte: Ausgleichssport, Verzicht auf übermäßiges Essen und Alkoholkonsum, soziale Aktivitäten.

5. »Mein persönlicher Belastungskreislauf«

Folie Arbeitsblatt 5: »Mein persönlicher Belastungskreislauf« auflegen.

Anhand von Teilnehmerbeispielen wird der Belastungskreislauf individualisiert. Mehrere Beispiele können innerhalb der Gruppensitzung besprochen werden, die Fertigstellung der persönlichen Kreisläufe wird als Hausübung gestellt. Gegebenenfalls kann zu Beginn eine etwa zehnminütige Stillarbeit eingeschoben werden, um den Teilnehmern Zeit für das Ausfüllen des Arbeitsblattes zu geben.

Die Individualisierung des Belastungskreislaufs anhand des Arbeitsblatts ist ein entscheidender Schritt in Richtung des Aufbaus einer tragfähigen Veränderungsmotivation.

45

Bitte tragen Sie als Hausübung auf dem Arbeitsblatt 5: »Mein persönlicher Belastungskreislauf« Ihre persönliche Entwicklung beruflicher Probleme und deren Gesundheitsfolgen ein. Als Beispiel wollen wir gemeinsam den Belastungskreislauf eines Teilnehmers skizzieren. Wer hat Interesse, seinen »Belastungskreislauf« vorzustellen?

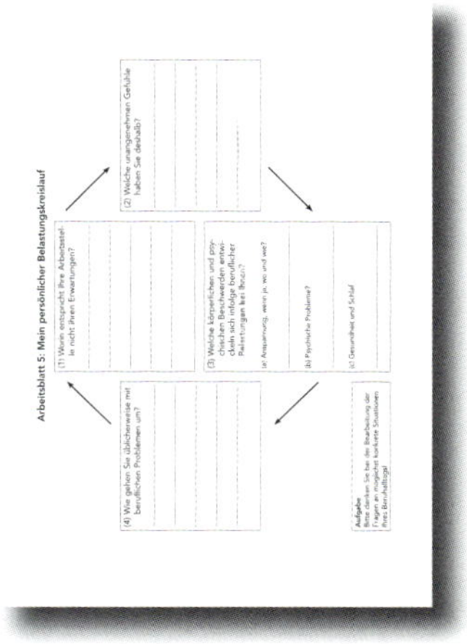

Arbeitsblatt 5: Mein persönlicher Belastungskreislauf

Bei diesem im Gruppengespräch erarbeiteten Beispiel hebt die Gruppenleiterin günstige und ungünstige Bewältigungsstrategien hervor und gibt Hinweise, in welcher Weise die jeweiligen Probleme in den folgenden Sitzungen der SBA behandelt werden. Dabei sollte immer wieder auf die Zusammenhänge zwischen Einstellungen/Erwartungen, Gefühlen und (ungünstigem) Verhalten hingewiesen werden.

6. Abschluss/Rückmeldung

Die Themen und Abläufe der Sitzung werden bilanziert.

5

Welche Anregungen nehmen Sie aus dieser Sitzung mit? Gibt es Fragen?

3. Sitzung
Soziale Kompetenz am Arbeitsplatz

Materialien

Gruppenleiterin
- Overhead-Folien 1, 4–7
- Anwesenheitsliste

Teilnehmer
- Arbeitsblätter 4–7
- Namensschilder
- Papier und Stifte

Praxis
- Flipchart + Stifte
- Overhead-Projektor

Arbeitsblatt 1: »Gliederung der SBA«
Arbeitsblatt 4: »Belastungskreislauf mit Lösungsansätzen«
Arbeitsblatt 5: »Mein persönlicher Belastungskreislauf«
Arbeitsblatt 6: »Unsicherer, selbstsicherer und aggressiver Kollege«
Arbeitsblatt 7: »Mein Umgang mit Kollegen und Vorgesetzten«

Ziele der Sitzung

→ Im Rahmen der individuellen Bearbeitung des Belastungskreislaufs verstehen die Teilnehmer Zusammenhänge zwischen ihren Gedanken, Gefühlen, Handlungen und den Problemen am Arbeitsplatz.
→ Die Teilnehmer erfahren im Rollenspiel Unterschiede zwischen selbstsicherem, aggressivem und unsicherem Verhalten am Arbeitsplatz.
→ Die Teilnehmer probieren alternative Interaktionsstile im Rollenspiel aus und üben selbstsicheres Sozialverhalten ein.

Überblick über die Sitzung

1. Begrüßung	
2. Besprechung der Hausübung »Mein persönlicher Belastungskreislauf«	25 Min.
3. Einführung zum Thema »Umgang mit Kollegen und Vorgesetzten«	5 Min.
4. Identifikation von Interaktionsstilen im Rollenspiel	25 Min.
5. Rollenspiele zum Ausprobieren und Erleben unterschiedlicher Interaktionsstile	25 Min.
6. Vorbereitung der Hausübung: »Aktuelles und alternatives Sozialverhalten am Arbeitsplatz«	5 Min.
7. Abschluss/Rückmeldung	5 Min.
	90 Min.

1. Begrüßung

Die Gruppenleiterin legt Arbeitsblatt 1: »Gliederung der SBA« auf.

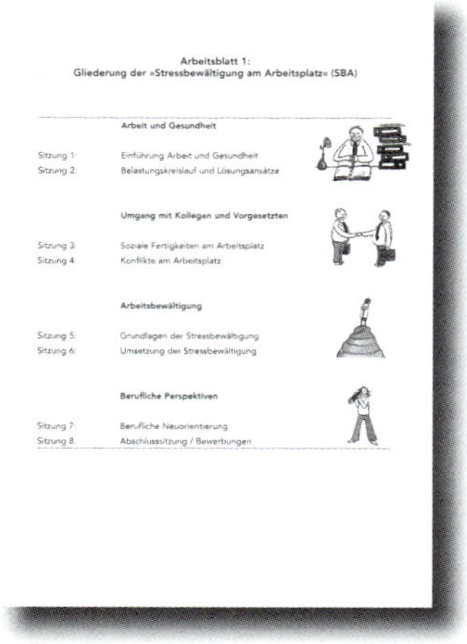
Arbeitsblatt 1:
Gliederung der »Stressbewältigung am Arbeitsplatz« (SBA)

Arbeit und Gesundheit

Sitzung 1: Einführung Arbeit und Gesundheit
Sitzung 2: Belastungskreislauf und Lösungsansätze

Umgang mit Kollegen und Vorgesetzten

Sitzung 3: Soziale Fertigkeiten am Arbeitsplatz
Sitzung 4: Konflikte am Arbeitsplatz

Arbeitsbewältigung

Sitzung 5: Grundlagen der Stressbewältigung
Sitzung 6: Umsetzung der Stressbewältigung

Berufliche Perspektiven

Sitzung 7: Berufliche Neuorientierung
Sitzung 8: Abschlusssitzung / Bewerbungen

Arbeitsblatt 1:
Gliederung der SBA

Nach der Begrüßung und einer kurzen Überprüfung der Anwesenheit fasst die Gruppenleiterin die Inhalte der letzten Sitzung zusammen und gibt einen Ausblick auf die 3. Sitzung.

2. Besprechung der Hausübung »Mein persönlicher Belastungskreislauf«

Arbeitsblatt 5: »Mein persönlicher Belastungskreislauf« wird aufgelegt.

25

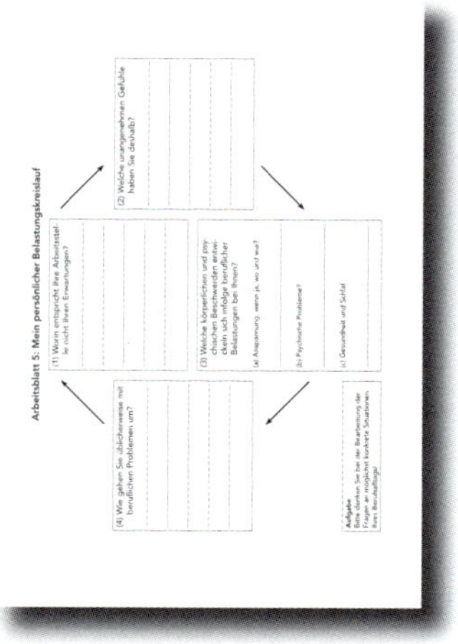
Arbeitsblatt 5: Mein persönlicher Belastungskreislauf

Arbeitsblatt 5: Mein persönli-
cher Belastungskreislauf

Im Rahmen der zur Verfügung stehenden Zeit können etwa zwei bis drei Beispiele gemeinsam besprochen werden. Hierbei ist es wichtig, die Teilnehmer für die Bearbeitung der durchaus anspruchsvollen Aufgabe zu loben. In der Gruppe kann unter anderem diskutiert werden, ob die jeweils genannten Aspekte richtig im Kreislauf eingeordnet wurden. Inhaltlich-funktionelle Lükken können durch gezieltes Nachfragen geschlossen werden. Anschließend werden aus den Belastungskreisläufen der Teilnehmer angemessene individuelle Veränderungsziele abgeleitet.

3. Einführung zum Thema »Umgang mit Kollegen und Vorgesetzten«

Das Arbeitsblatt 4: »Belastungskreislauf mit Lösungsansätzen« wird aufgelegt.

5

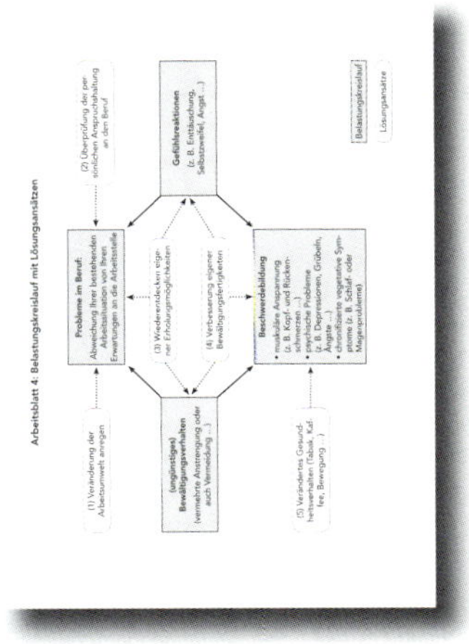

Arbeitsblatt 4: Belastungskreislauf mit Lösungsansätzen

Konflikte mit Kollegen und Vorgesetzten zählen zu den häufigsten Problemen in der Arbeitswelt. Kommunikation lässt sich einfach nicht vermeiden (und wenn man es versucht, wird man zumeist auch nicht glücklicher!). Bei der Besprechung des Belastungskreislaufs wurde bereits der Stellenwert von Konflikten am Arbeitsplatz deutlich. Der Kreislauf zeigt einen Weg der Verfestigung beruflicher Probleme, aber auch mögliche Lösungen auf. Soziale Konflikte können Auslöser für psychosomatische Beschwerden sein (»Belastungskreislauf mit Lösungsansätzen«, Kästchen 1). Eben dies lässt sich entschärfen, wenn man neue Möglichkeiten im Umgang mit diesen Konflikten entwickelt (Lösungsansätze, Kästchen 4). Darüber hinaus können positive Kontakte zu Kollegen eine Energiequelle sein und positive Auswirkungen auf das Befinden haben (Lösungsansätze, Kästchen 3). Und da im sozialen Kontext kein Mensch sein Verhalten ändern kann, ohne dass dies auch Auswirkungen auf das Verhalten der anderen hat, könnten Ihre Verhaltensänderungen letztlich auch positive

Änderungen bei Ihren Kollegen bewirken (Lösungsansätze, Kästchen 1). Am besten schauen wir uns zunächst ein Beispiel für problematische Interaktionen an.

4. Identifikation von Interaktionsstilen im Rollenspiel

Bis ein erstes Rollenspiel in der Gruppe richtig in Gang kommt, sind meist Hemmungen zu überwinden. Leicht übertriebene Beispiele mit spielerischem, auch humoristischem Potenzial (z. B. wenn ein sehr schüchterner Mitarbeiter auf einen sehr zornigen Chef trifft) erleichtern gerade auch unsicheren Teilnehmern den Einstieg.

Im Beruf wie im Privatleben lassen sich drei Arten des zwischenmenschlichen Umgangs unterscheiden: ein selbstsicherer, ein unsicherer und ein aggressiver Stil. Was damit gemeint sein könnte, können Sie sich sicher spontan und lebhaft vorstellen. Wir wollen diese Interaktionsstile einmal im Rollenspiel ausprobieren. Haben Sie bereits einen Arbeitsplatzkonflikt mit einem typisch unsicheren Kollegen erlebt? Oder vielleicht einen aggressiven Chef? Möchten Sie vielleicht einmal den aggressiven Chef spielen? Ein anderer Teilnehmer kann Ihnen sicher hierzu Stichworte geben.

Weitere ermutigende Worte sind möglicherweise notwendig. Wenn eine hinreichende Rollenspiel-Bereitschaft vorhanden ist, lässt sich die Gruppenleiterin eine typische soziale Konfliktsituation schildern. Die Mitspieler werden ausgewählt und spielen, ausgehend von den Vorgaben, die Situation im vorderen Teil des Gruppenraums. Auf jeden Fall sollten alle guten Ansätze, die die Teilnehmer im Rollenspiel zeigen, gelobt werden! Manche Rollenspiele sind eher ernst, manche erzeugen Heiterkeit, andere Betroffenheit – wichtig ist, dass die Gruppenatmosphäre offener und lebendiger wird. Anschließend an die Szene sammelt die Gruppe am Flipchart gemeinsam die Merkmale der zuvor dargestellten Interaktionsstile.

In weiteren Rollenspielen werden weitere Interaktionsstile und weitere Merkmale am Flipchart gesammelt. Einen Überblick über die wichtigsten Merkmale der drei Interaktionsstile gibt das Arbeitsblatt 6: »Unsicherer, selbstsicherer und aggressiver Kollege«.

Folie Arbeitsblatt 6: »Unsicherer, selbstsicherer und aggressiver Kollege« wird aufgelegt.

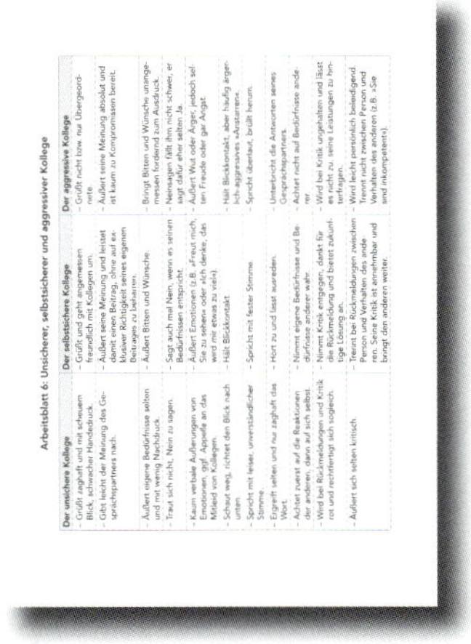

Arbeitsblatt 6: Unsicherer, selbstsicherer und aggressiver Kollege

Zumeist wird die Gruppe spontan Vorschläge zum Umgang mit dysfunktionalen Verhaltensweisen eines Kollegen oder Vorgesetzten machen. Dies sollte gefördert werden, solange es zur Sensibilisierung für die Merkmale des Sozialverhaltens beiträgt. Lösungsvorschläge sollten hingegen zu einem späteren Zeitpunkt wieder aufgegriffen werden.

Falls sich in einer Gruppe spontan kein Rollenspiel initiieren lässt, kann unmittelbar mit dem Arbeitsblatt 6: »Unsicherer, selbstsicherer und aggressiver Kollege«, das zahlreiche Beispiele liefert, weitergemacht werden. Auf dieser Grundlage fallen anschließende Rollenspiele in der Regel leichter.

5. Rollenspiele zum Ausprobieren und Erleben unterschiedlicher Interaktionsstile

25

Nachdem wichtige Aspekte des Sozialverhaltens erarbeitet wurden und die Teilnehmer diesbezüglich sensibilisiert sind, kann mit der Umsetzung in Form von Rollenspielen, die nun aber konkrete Teilnehmerbeispiele aufgreifen, fortgefahren werden. In der 4. Sitzung: Soziale Konflikte am Arbeitsplatz (siehe dort: »4. Bearbeitung des im Rollenspiel dargestellten Arbeitsplatzkonfliktes«) wird dies vertieft. In der aktuellen Sitzung ist entscheidend, dass der Fokus auf ein realitätsnahes selbstsicheres Verhalten bei der Arbeit gelegt wird.

Als Nächstes schlage ich vor, dass wir hier Situationen spielen, in denen Sie selbst vielleicht aggressiv oder unsicher gehandelt haben. Gemeinsam können wir dann versuchen, Wege zu finden, wie Sie zu einem selbstsicheren Verhalten gelangen können.

Ein Teilnehmer erläutert kurz die Problemsituation und spielt dann vor, wie er sich zum Beispiel unsicher verhalten hat. Zur Förderung von Verhaltensflexibilität und zur Demonstration der Stile bietet es sich an, die Teilnehmer anschließend zum Spielen derselben Situation, nun aber mit aggressivem Verhalten, aufzufordern:

Jetzt spielen Sie doch das Ganze noch mal, aber zeigen Sie Ihren Ärger und Ihren Unmut – ganz unzensiert – so, wie man es in der Realität natürlich nicht machen sollte. Sie können gerne ein bisschen übertreiben!

Anschließend wird im Gruppengespräch herausgearbeitet, wie in der betreffenden Situation selbstsicheres Verhalten aussehen könnte. Diese Variante sollte dann vom Protagonisten oder aber, wenn es den Betroffenen schwer fällt, zunächst von anderen Teilnehmern im Rollenspiel umgesetzt werden. Bei sehr unsicheren Personen kann ein solches positives Rollenmodell die Umsetzung alternativen Verhaltens erleichtern, Ideen vermitteln und zur Umsetzung motivieren. Zudem werden die Gruppensitzungen auf diese Weise abwechslungsreich und spannend. Wenn die Zeit es erlaubt, können anschließend weitere Teilnehmer ihr eigenes Problemverhalten vorstellen.

6. Vorbereitung der Hausübung: »Aktuelles und alternatives Sozialverhalten am Arbeitsplatz«

Ausgehend von Arbeitsblatt 7: »Mein Umgang mit Kollegen und Vorgesetzten« werden die Teilnehmer gebeten, als Hausübung Beispiele für ihr aktuelles und alternatives Verhalten gegenüber Kollegen und Vorgesetzten zu benennen. Hierbei sollte Bezug auf die in dieser Sitzung vorgestellten drei Interaktionsstile genommen werden. Aus dieser Gegenüberstellung können sich Umsetzungsziele für den Arbeitsalltag ergeben (z. B. einmal Nein sagen, auf den eigenen Blickkontakt achten oder auf aggressive Rechtfertigungen verzichten).

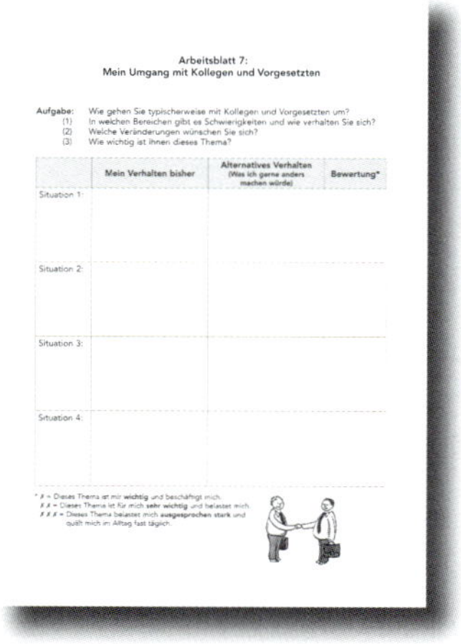

Arbeitsblatt 7:
Mein Umgang mit Kollegen und Vorgesetzten

Aufgabe: Wie gehen Sie typischerweise mit Kollegen und Vorgesetzten um?
(1) In welchen Bereichen gibt es Schwierigkeiten und wie verhalten Sie sich?
(2) Welche Veränderungen wünschen Sie sich?
(3) Wie wichtig ist Ihnen dieses Thema?

	Mein Verhalten bisher	Alternatives Verhalten (Was ich gerne anders machen würde)	Bewertung*
Situation 1:			
Situation 2:			
Situation 3:			
Situation 4:			

* ✗ = Dieses Thema ist mir **wichtig** und beschäftigt mich.
✗✗ = Dieses Thema ist für mich **sehr wichtig** und belastet mich.
✗✗✗ = Dieses Thema belastet mich **ausgesprochen stark** und quält mich im Alltag fast täglich.

Arbeitsblatt 7: Mein Umgang mit Kollegen und Vorgesetzten

7. Abschluss/Rückmeldung

Die Gruppenleiterin moderiert ein kurzes Abschlussfeedback der Teilnehmer zu dieser Sitzung.

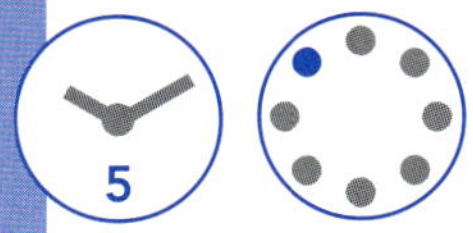

4. Sitzung
Soziale Konflikte am Arbeitsplatz

Materialien

Gruppenleiterin

- Overhead-Folien 1, 7–9
- Anwesenheitsliste

Teilnehmer

- Arbeitsblätter 7–9
- Namensschilder
- Papier und Stifte

Praxis

- Flipchart + Stifte
- Overhead-Projektor

Arbeitsblatt 1: »Gliederung der SBA«
Arbeitsblatt 7: »Mein Umgang mit Kollegen und Vorgesetzten«
Arbeitsblatt 8: »Sprecher- und Zuhörer-Regeln in Konfliktgesprächen«
Arbeitsblatt 9: »Problemlöseschritte«

Ziele der Sitzung

Die Teilnehmer reflektieren ihr Konfliktverhalten am Arbeitsplatz und überlegen sich hiervon ausgehend konstruktive Alternativen. Die Teilnehmer lernen verschiedene Lösungsmöglichkeiten für soziale Konflikte kennen:

→ die Verbesserung kommunikativer Fertigkeiten in Konfliktgesprächen,
→ die Bearbeitung eigener dysfunktionaler Erwartungshaltungen,
→ die Anwendung systematischer Problemlösestrategien und/oder
→ das klärende Gespräch und die Unterstützung innerhalb der Gruppe.

Überblick über die Sitzung

1. Begrüßung	
2. Besprechung der Hausübung »Aktuelles und alternatives Sozialverhalten«	10 Min.
3. Konfliktklärung	10 Min.
4. Bearbeitung des im Rollenspiel dargestellten Arbeitsplatzkonfliktes	60 Min.
5. Abschluss/Rückmeldung	10 Min.
6. Therapeuteninformation: Umgang mit »Mobbing«	
	90 Min.

1. Begrüßung

Die Folie zum Arbeitsblatt 1: »Gliederung der SBA« wird aufgelegt.

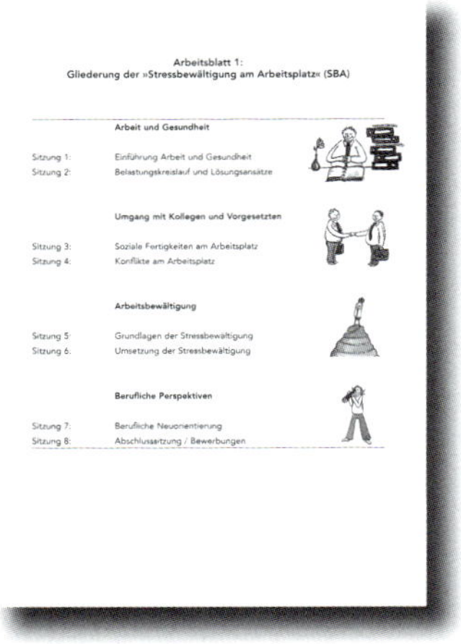

Arbeitsblatt 1:
Gliederung der »Stressbewältigung am Arbeitsplatz« (SBA)

Arbeit und Gesundheit

Sitzung 1: Einführung Arbeit und Gesundheit
Sitzung 2: Belastungskreislauf und Lösungsansätze

Umgang mit Kollegen und Vorgesetzten

Sitzung 3: Soziale Fertigkeiten am Arbeitsplatz
Sitzung 4: Konflikte am Arbeitsplatz

Arbeitsbewältigung

Sitzung 5: Grundlagen der Stressbewältigung
Sitzung 6: Umsetzung der Stressbewältigung

Berufliche Perspektiven

Sitzung 7: Berufliche Neuorientierung
Sitzung 8: Abschlusssitzung / Bewerbungen

Arbeitsblatt 1:
Gliederung der SBA

Nach der Begrüßung und Überprüfung der Anwesenheit fasst die Gruppenleiterin die Inhalte der letzten Sitzung zusammen und gibt einen Ausblick auf die 4. Sitzung.

2. Besprechung der Hausübung »Aktuelles und alternatives Sozialverhalten«

Grundlage der Besprechung der Hausübung bildet Arbeitsblatt 7: »Mein Umgang mit Kollegen und Vorgesetzten«.

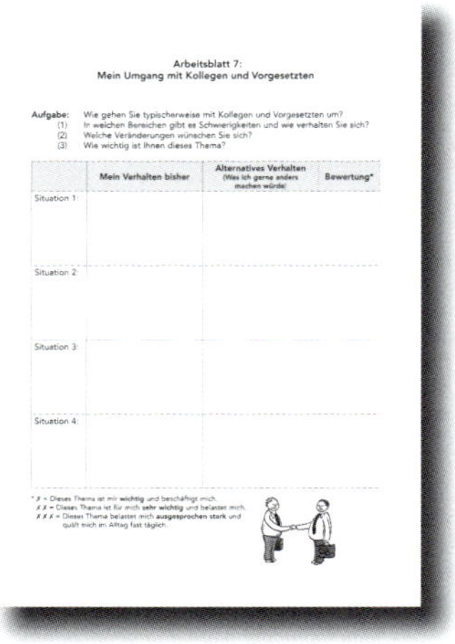

Arbeitsblatt 7:
Mein Umgang mit Kollegen und Vorgesetzten

Aufgabe: Wie gehen Sie typischerweise mit Kollegen und Vorgesetzten um?
(1) In welchen Bereichen gibt es Schwierigkeiten und wie verhalten Sie sich?
(2) Welche Veränderungen wünschen Sie sich?
(3) Wie wichtig ist Ihnen dieses Thema?

	Mein Verhalten bisher	Alternatives Verhalten (Was ich gerne anders machen würde)	Bewertung*
Situation 1:			
Situation 2:			
Situation 3:			
Situation 4:			

* ✗ = Dieses Thema ist mir **wichtig** und beschäftigt mich.
✗✗ = Dieses Thema ist für mich **sehr wichtig** und belastet mich.
✗✗✗ = Dieses Thema belastet mich **ausgesprochen stark** und quält mich im Alltag fast täglich.

Arbeitsblatt 7: Mein Umgang mit Kollegen und Vorgesetzten

Die Gruppe bespricht individuelle Beispiele, wobei die Zeit für etwa zwei Teilnehmer ausreicht. Von Gruppenmitgliedern eingebrachte Lösungsvorschläge können hier nur kurz diskutiert werden. Gegebenenfalls verweist die Gruppenleiterin darauf, dass SBA vor allem Ideen für Veränderungen liefern soll und dass (leider) nicht alle Problemkonstellationen ausführlich behandelt werden können. Im stationären Rahmen liegt es nahe, die Teilnehmer zur Vertiefung der jeweils individuell wichtigen Themen auf die therapeutischen Einzelgespräche oder weitere Gruppentherapieangebote zu verweisen.

3. Konfliktklärung

Zum Einstieg in die Thematik: »Umgang mit Konflikten am Arbeitsplatz« und die Bearbeitung der diesbezüglichen Anliegen der Teilnehmer sollte zunächst ein spontanes Rollenspiel durchgeführt werden. Dadurch können dann Aspekte der Konfliktentstehung und -lösung anschaulich gemacht werden. Ausgehend vom eingebrachten Anliegen entscheidet die Gruppenleiterin, welche der ausgearbeiteten Lösungsstrategien (s. u.) sich in dieser konkreten Problemkonstellation am besten einsetzen lässt.

10

Ein Teilnehmer spielt mithilfe anderer Teilnehmer eine berufliche Konfliktsituation so vor, wie er diese erlebt hat.

Wer von Ihnen möchte heute einen Konflikt, den Sie an Ihrem Arbeitsplatz erlebt haben, schildern und darstellen? Zum Einstieg in das Thema der heutigen Sitzung: »Soziale Konflikte am Arbeitsplatz« machen wir am besten ein kurzes Rollenspiel, um dann gemeinsam zu überlegen, welche Lösungen hier möglich und sinnvoll sind …

Im Anschluss an das Rollenspiel entscheidet die Gruppenleiterin, welcher der vier Lösungsansätze (s. u.) in eben dieser Situation am besten anzuwenden ist und führt diesen anhand des dazugehörigen Arbeitsblattes ein. Entsprechend der im Folgenden dargestellten Lösungsstrategien können entweder (1) kommunikative Fertigkeiten des Protagonisten behandelt werden, (2) dysfunktionale Erwartungshaltungen geklärt werden, (3) systematische Schritte zur Problemlösung unternommen werden oder (4) eine offene Gruppendiskussion zur Unterstützung und Entwicklung von Lösungsmöglichkeiten durchgeführt werden.

4. Bearbeitung des im Rollenspiel dargestellten Arbeitsplatzkonfliktes

Ausgehend von dem im Rollenspiel eingebrachten Beispiel wird (unter Verwendung der entsprechenden Arbeitsblätter) zunächst eine angemessene Lösungsstrategie vorgestellt.

Lösungsstrategie 1: Kommunikative Fertigkeiten in Konfliktgesprächen

Folie Arbeitsblatt 8: »Sprecher- und Zuhörer-Regeln in Konfliktgesprächen« wird aufgelegt. Die Gruppenleiterin exploriert negative wie positive Erfahrungen der Gruppenteilnehmer mit Konfliktgesprächen.

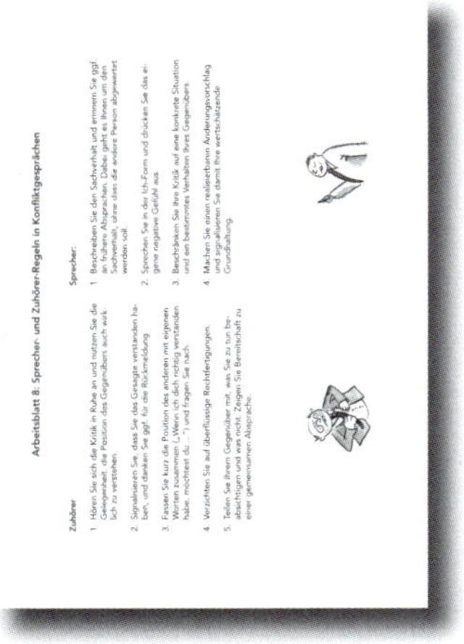

Arbeitsblatt 8: Sprecher- und Zuhörer-Regeln in Konfliktgesprächen

Zunächst lernen die Teilnehmer die Voraussetzungen für ein adäquates Verhalten in Konfliktgesprächen kennen, bei dem Eskalationen vermieden und konstruktive Lösungen möglich werden.

Wie kann man sich in Konfliktsituationen, in denen man am liebsten explodieren oder sich verkriechen würde, angemessen verhalten? Ich bin sicher, Sie alle hatten schon mal mit Kritik, Kränkungen und Auseinandersetzungen am Arbeitsplatz zu tun. Häufig will dabei eine Person das Verhalten der anderen verändern, oftmals auf sehr direkte, vom Gegenüber als kränkend erlebte Art und Weise. Wie können sich bei einem solchen Konfliktgespräch die Konfliktparteien am besten verhalten?

Aus Zeitgründen sollte auf eine Sammlung von Vorschlägen am Flipchart verzichtet werden, zumal Arbeitsblatt 8: »Sprecher- und Zuhörer-Regeln in Konfliktgesprächen« die wichtigsten Regeln enthält. Diese werden anhand der Folie von der Gruppenleiterin kurz vorgestellt.

Die Gruppenleiterin formuliert gemeinsam mit der Gruppe, worin bei der im Rollenspiel dargestellten Szene das Problem liegt, das heißt wo gegen elementare Kommunikationsregeln verstoßen wurde. Dabei wird vor allem auf das Verhalten des Protagonisten geachtet.

Wie würden Sie sich gerne verhalten? Was möchten Sie verändern?
Als Nächstes wollen wir die Hinweise zur Gesprächsführung (siehe Arbeitsblatt 8: »Sprecher- und Zuhörer-Regeln in Konfliktgesprächen«) im Rollenspiel umsetzen. Wollen Sie es selbst versuchen oder möchten Sie von Kollegen aus der Gruppe unterstützt werden?

Ausgehend von den Kommunikationsregeln wird nun eine alternative Version der Szene gespielt, wobei andere Gruppenteilnehmer – im Sinne von Rollenmodellen – einbezogen werden können, bevor dann der Protagonist selbst eine günstigere Variante spielt. Bei sehr unsicheren, wenig spontanen Menschen können ein oder zwei Wiederholungen sinnvoll sein, um Änderungen in Verhalten und Erleben zu erreichen. Zum Schluss schildern alle Gruppenmitglieder ihre Beobachtungen und Erfahrungen.

Beispiel: Eine 36-jährige Sekretärin fühlt sich von ihrer Chefin »gemobbt«. Für jede Kleinigkeit werde sie unangemessen heftig kritisiert, die Kolleginnen würden ihr ständig vorgezogen. Als konkrete Situation schildert sie folgendes Ereignis: Eine Bestellung wurde zu spät von ihr verschickt, was aber ohne negative Konsequenzen für die Firma blieb. Die Chefin kritisierte sie dennoch heftig, warf ihr schlampige Arbeit vor und machte sie »vor den Kollegen fertig«. Im Rollenspiel lässt sie die Chefin kaum zu Wort kommen. Noch bevor diese den problematischen Sachverhalt darlegen kann, greift die Sekretärin wiederholt auf Entschuldigungen (»Ich habe hier viel zu viel zu tun«), Bagatellisierungen (»Regen Sie sich doch nicht auf, es ist ja kein Schaden entstanden«) und Vorwürfe (»Wenn das der Kollegin X passiert wäre, dann hätten Sie nichts gesagt …«) zurück. Die Teilnehmerin in der Rolle der Chefin hatte dabei die Gedanken: »Da könnte ich sagen, was ich will. Bei der kommt sowieso nichts an, das kann ich mir, zumal vor den anderen Kollegen, als Chefin nicht bieten lassen«, weshalb sie ihrerseits die Vorwürfe immer schärfer formulierte.

Anhand der Sprecher- und Zuhörer-Regeln in Konfliktgesprächen wird im Gruppengespräch schnell deutlich, welche Regeln die Protagonistin verletzt: Sie hört die Kritik nicht an, geht ohne Bestätigung des Sachverhaltes gleich zur Rechtfertigung und zum Gegenangriff über, was zur Eskalation beiträgt. Im erneuten Rollenspiel gelingt es der Protagonistin besser, die Kritik anzuhören, sie verfällt aber bald wieder in Rechtfertigungen. Eine andere Patientin übernimmt ihre Rolle. Während hierbei ein angemessenes Konfliktgespräch möglich wird, in dessen Verlauf die Stellvertreterin das Versäumnis angemessen einräumen kann, wird der Protagonistin im Gruppengespräch deutlich, warum ihr die Verständigung mit der Chefin so schwer fällt: »Die ist genau so alt wie ich, die hat alles für ihre Karriere getan, keinen Mann, keine Kinder … wenn ich damals nicht geheiratet hätte [die Ehe wurde zwischenzeitlich geschieden, die Patientin ist alleinerziehende Mutter], dann hätte ich jetzt den Posten.« Im abschließenden Rollenspiel geling es ihr, diese persönliche Konkurrenzsituation (siehe auch Lösungsstrategie 2) von dem Sachverhalt der verspätet versandten Bestellung zu trennen.

Lösungsstrategie 2: Bearbeitung von dysfunktionalen Erwartungshaltungen

Welche Erwartungen hat der Protagonist im Rahmen der Konfliktsituation an sein Gegenüber? Welche oftmals unausgesprochenen und uneingestandenen Einstellungen beeinflussen die Art und Weise, wie er das Gespräch führt? Diese Erwartungen und Einstellungen gilt es im Folgenden herauszufinden und als solche deutlich zu machen.

Was wir von uns und von anderen erwarten, beeinflusst die Art und Weise, wie wir uns anderen gegenüber verhalten. Bei Konflikten kann es hilfreich sein, sich die eigenen Erwartungshaltungen bewusst zu machen, um nicht unbesonnen zu handeln und um den Konflikt konstruktiv lösen zu können.

Es folgt eine Übung mit zwei gegenüberstehenden Stühlen.

Sie hatten ja bereits eine für Ihre berufliche Situation typische schwierige Situation mit Ihrem Chef/Ihren Kollegen im Rollenspiel vorgestellt. Bitte setzen Sie sich auf diesen Stuhl und wiederholen Sie noch einmal, was Sie dabei gesagt haben.

Der gegenüberstehende Stuhl des Chefs bleibt leer. Der Protagonist spricht auf seinem Stuhl sitzend zum »Chef« oder zum »Kollegen«.

Bitte stellen Sie sich jetzt einmal hinter Ihren Stuhl und sprechen Sie aus, was Sie nicht direkt sagen würden. Was für Gedanken, Erwartungen und Gefühle gehen Ihnen in dieser Situation, Ihrem Chef oder Kollegen gegenüber, durch den Kopf?

Der Protagonist formuliert seine zuvor unausgesprochenen/impliziten Erwartungen an den Konfliktpartner.

… und nun setzen Sie sich bitte auf den Stuhl, der Ihren Chef oder Ihren Kollegen darstellt, und hören Sie sich in der Rolle Ihres Gesprächspartners gewissermaßen selbst zu. Welche Botschaft (die ausgesprochene und die unausgesprochene) kommt bei Ihnen an?

Der Protagonist formuliert jetzt seine eigene Botschaft, so wie er glaubt, dass sein Chef oder Kollege diese wahrgenommen hat.

Bitte stellen Sie sich jetzt auch hinter den Stuhl, der Ihren Chef oder Ihren Kollegen darstellt – welche unausgesprochenen Gedanken und Erwartungen könnte Ihr Konfliktpartner Ihnen gegenüber haben?

Dem Protagonisten wird auf diese Weise ein Perspektivenwechsel ermöglicht, der nicht immer einfach ist, aber durchaus erhellend sein kann.

Alle im Verlauf des Rollenspiels vom Protagonisten geäußerten Kognitionen werden am Flipchart mitgeschrieben, in prägnanter Formulierung, als Aussagen, nicht in Frageform. Üblicherweise gibt es auf beiden Seiten, der des Protagonisten und der des Gesprächspartners, wohlwollende und problematische Kognitionen. Auf dem Flipchart können diese nun miteinander abgeglichen werden. Hieraus lassen sich oftmals Hintergründe des Konfliktes ableiten, die meist weniger auf der Sachebene, sondern in (ansonsten unausgesprochenen) unvereinbaren wechselseitigen Erwartungen liegen.

Folgende Möglichkeiten zur Veränderung dysfunktionaler, potenziell konfliktverschärfender Erwartungen bieten sich an:

Akzeptieren, dass die eigene Erwartung nicht erfüllt werden wird:
Wenn es Ihnen gelingen würde zu akzeptieren, dass Ihr Chef/Ihr Kollege Ihre Erwartungen (z. B. in Ihren Leistungen uneingeschränkt anerkannt oder vorbehaltlos gemocht zu werden) nicht erfüllen kann, wie würde sich dies auf Ihren Konflikt auswirken?

Veränderung dysfunktionaler Erwartungen:
Erwartungen sind keine fest zementierten Gegebenheiten, sondern können prinzipiell verändert werden, etwa durch kognitive Umstrukturierung oder durch ein Vorgehen im Sinne einer systematischen Problemlösung (s. u.).

Welche Erwartung an Ihren Chef/Ihren Kollegen wäre angemessen, welche könnte Ihr Chef/Kollege im Rahmen Ihres beruflichen Verhältnisses erfüllen? Welche Erwartungen Ihrerseits wären günstiger? (Was in jedem Fall zunächst die Akzeptanz der Unerfüllbarkeit der primären Erwartungen beinhaltet!)

Zum Abschluss sollte der Protagonist eine Vorstellung davon haben, wie er durch die Überprüfung und Relativierung unausgesprochener Erwartungen an sein Gegenüber zur Entschärfung des Konfliktes beitragen kann.

Lösungsstrategie 3: Systematische Schritte zur Problemlösung

Natürlich gibt es zwischenmenschliche Probleme im Berufsleben, die nicht im »Rollenspiel« gelöst werden können! Hierzu gehören alle hochgradig eskalierten Konflikte und »Mobbing«-Konstellationen. Ohne die Anwesenheit und Bereitschaft der Konfliktparteien sind hier konstruktive Lösungen (abgesehen von einem Wechsel des Arbeitsplatzes) de facto unmöglich. In solchen Fällen bietet es sich an, eine systematische Problemlösung – in sechs Schritten – zu unternehmen (zum Thema »Mobbing« sei auf die Therapeuten-Info am Ende dieser Sitzung verwiesen). Eine systematische Problemlösung in sechs Schritten kann wie folgt aussehen:

Die Folien zum Arbeitsblatt 9 »Problemlöseschritte« werden aufgelegt.

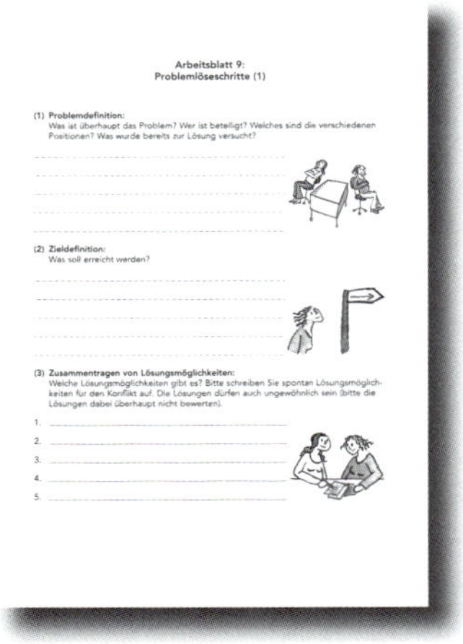

Arbeitsblatt 9:
Problemlöseschritte (1)

(1) Problemdefinition:
Was ist überhaupt das Problem? Wer ist beteiligt? Welches sind die verschiedenen Positionen? Was wurde bereits zur Lösung versucht?

(2) Zieldefinition:
Was soll erreicht werden?

(3) Zusammentragen von Lösungsmöglichkeiten:
Welche Lösungsmöglichkeiten gibt es? Bitte schreiben Sie spontan Lösungsmöglichkeiten für den Konflikt auf. Die Lösungen dürfen auch ungewöhnlich sein (bitte die Lösungen dabei überhaupt nicht bewerten).

1.
2.
3.
4.
5.

Arbeitsblatt 9:
Problemlöseschritte (1)

A. Problemdefinition
Die Problemlösung beginnt mit einer genauen, möglichst konkreten und verhaltensnahen Beschreibung des Problems.

B. Zieldefinition
Konflikte zeichnen sich meistens dadurch aus, dass die Konfliktparteien unterschiedliche Ziele verfolgen. Je genauer der Betroffene weiß, was er will, umso sicherer lässt sich das Ziel erreichen. Voraussetzung ist eine konkrete, verhaltensnahe und zudem realistische (d. h. innerhalb der Möglichkeiten der Person selbst liegende) Zieldefinition. Ein Ziel, dass der Chef oder der Kollege sich verändern soll, ist unrealistisch und von vornherein zum Scheitern verurteilt.

C. Zusammentragen von Lösungsmöglichkeiten
Welche Möglichkeiten gibt es, von dem gegenwärtigen Zustand zum Ziel zu gelangen? Zunächst sollten kreativ möglichst viele mehr oder weniger realistische Lösungsmöglichkeiten im Sinne eines Brainstormings zusammengetragen werden.

D. Bewertung der Lösungsmöglichkeiten
Alle Lösungsvorschläge werden dann hinsichtlich ihrer kurz- und langfristigen Vor- und Nachteile und Konsequenzen diskutiert und bewertet.

E. Entscheidung für eine Lösung
Anhand der Bewertungen entscheidet sich der Betroffene schließlich für eine Lösung oder eine Kombination von Lösungen. Manchmal kann eine inhaltliche oder zeitliche Abfolge mehrerer Lösungen sinnvoll sein!

Und wenn beim besten Willen keine zielführende Lösung zu finden ist … dann war wahrscheinlich das Ziel unrealistisch! Die Problemlösung muss dann ausgehend von einer entsprechend modifizierten Zieldefinition erneut begonnen werden.

F. Umsetzung der Lösung unter Berücksichtigung von Hindernissen
Die Umsetzung erfolgt üblicherweise in mehreren Schritten: Vorbereitung, Verfolgung mehrerer Schritte bei der Umsetzung und die Berücksichtigung von möglichen Hindernissen, für die jeweils Lösungen gefunden werden müssen.

Je nach Bedarf kann eine individuelle Anwendung der Problemlöseschritte als Hausübung angeregt werden. Es ist sinnvoll, dass die Teilnehmer ihre Überlegungen schriftlich festhalten, sonst werden meist wichtige Zwischenschritte übersprungen. Insbesondere sollten sich die Teilnehmer ausreichend Zeit beim Zusammentragen und der gemeinsamen Diskussion von Lösungsmöglichkeiten nehmen. Sonst besteht die Gefahr, in alte Muster (bzw. Schnellschüsse) zu verfallen, um dann feststellen zu müssen, dass es keine Lösungen gibt (siehe auch Lösungsstrategien 1 und 2).

Lösungsstrategie 4: Gruppendiskussion

Nicht alle vorgebrachten Probleme im Arbeitsbereich lassen sich ohne Weiteres einer der drei beschriebenen Lösungsstrategien zuordnen. Die Strategien 1–3 bilden Perspektiven, aus denen heraus ein interaktionelles Problem heraus betrachtet werden kann. Eben diese können dann allerdings Distanz zur persönlichen Problematik und Betroffenheit schaffen. Dies kann es erleichtern, Lösungen zu finden, die »aus dem Bauch heraus« so nicht möglich gewesen wären. Aber wie geht man mit Konflikten um, in denen sich berufliche, private, vertragsrechtliche, legale und illegale Aspekte vermischen? In solchen undurchsichtig erscheinenden Konstellationen bietet sich zunächst eine offene

Gruppendiskussion über den Fall an. Die dabei von den Teilnehmern geäußerten Gesichtspunkte sollten am besten am Flipchart gesammelt werden. Wenn sich auf diese Weise eine gewisse Klarheit bezüglich Problem- und Zieldefinition abzeichnet, ergeben sich meist auch Lösungsansätze im Sinne der Lösungsstrategien 1–3.

5. Abschluss/Rückmeldung: Überblick über Strategien zur Konfliktlösung

10

Als Abschluss der Sitzung bieten sich ein systematischer Überblick über die Lösungsansätze und gegebenenfalls weitere Informationen zur Mobbing-Thematik an.

Die vierte Sitzung gehört zu den spannendsten, aber auch anspruchvollsten Sitzungen der SBA. Prinzipiell könnte man die Sitzung auch ausgehend von den Problemlösestrategien aufbauen und dann jeweils dazu Rollenspiele anregen. Dies hat sich in der Praxis aber nicht bewährt. Patienten drängt es danach, dort zu beginnen, wo sie der Schuh drückt, also bei ihren konkret erlebten Konflikten. Dies stimuliert die therapeutisch wichtige emotionale Beteiligung der Teilnehmer.

6. Therapeuteninformation: Umgang mit »Mobbing«

Der Begriff des Mobbings wird von Patienten oft für jede Art von Konflikt am Arbeitsplatz verwendet. Für die SBA ist es wichtig, »normale« Konflikte von »echtem« Mobbing zu unterscheiden. Mobbing im Sinne der wissenschaftlichen Definition ist ein über mehr als sechs Monate hinweg eskalierter Konflikt, bei dem wöchentlich mindestens zwei Mobbinghandlungen stattfinden (Beispiele: falsche Gerüchte streuen, Demütigung durch einfache Arbeiten, soziale Isolation, Ausschluss des Opfers vom Informationsfluss). Einfache Gesprächsangebote im Sinne von interaktiver Konfliktlösung unter Berücksichtigung der Gesprächsregeln sind hier nicht mehr adäquat, da die Eskalation dem Konflikt ein sehr verschärftes Profil verliehen hat: Es geht oft um arbeitsrechtliche Angelegenheiten wie Versetzungen, Gehaltskürzungen oder Rückstufungen; um vielschichtige interaktionelle Prozesse, die nur in langen Beratungen geklärt werden könnten; um Entscheidungen im Hinblick auf die Einschaltung eines Rechtsanwalts; oder um die Entscheidung zur Kündigung der Arbeitsstelle. Überdies kann echtes Mobbing psychisch zu schwerwiegenden Traumatisierungen, zu psychiatrischen Krankheiten und sogar zu Suizid führen! All diese Probleme können im Rahmen der SBA nicht befriedigend behandelt werden.

Wenn ein Teilnehmer das Wort Mobbing nur für einen Alltagskonflikt verwendet, kann dieser Konflikt natürlich in der SBA aufgegriffen werden. Handelt es sich jedoch tatsächlich um Mobbing, so sollten einerseits zusätzliche Beratungsangebote wie die Sozialberatung der Klinik oder städtische Mobbingberatungsstellen empfohlen werden und andererseits mögliche Einzelaspekte der Situation auf Tauglichkeit für die SBA untersucht werden. Zunächst ist es sinnvoll zu erläutern, dass die SBA der Vielschichtigkeit des Mobbingthemas nicht gerecht werden kann und hierfür nicht konzipiert wurde. Die Gruppenleiterin erklärt dem Betroffenen, dass in diesem Rahmen nur ein Einzelaspekt der Mobbingsituation eingeübt werden kann, zum Beispiel die Einübung selbstsicheren Verhaltens angesichts direkter Kritik. Um einen solchen Ausschnitt aus der Thematik zu identifizieren, kann die Gruppenleiterin beispielsweise vorsichtig das Verhalten des Teilnehmers untersuchen und fragen, ob er Veränderungswünsche an das eigene Verhalten hat. Beispielsweise könnte es sinnvoll sein, den Betroffenen angesichts von direkten interaktionellen Angriffen durch Rollenspiele zu stärken. Die Kunst besteht hier in der sorgfältigen Auswahl eines Teilaspektes der Mobbingsituation; wenn dies nicht gelingt, wird diese Thematik die gesamte Sitzung in ungünstiger Weise dominieren und die Gruppenleiterin außerdem wahrscheinlich überfordern – eine erfolgversprechende Mobbingberatung erfordert viel Fachkenntnis und Erfahrung sowie die Kenntnis der relevanten Literatur.

5. Sitzung
Grundlagen der Stressbewältigung

Materialien

Gruppenleiterin
- Overhead-Folien 1, 4, 10–16
- Anwesenheitsliste

Teilnehmer
- Arbeitsblätter 10–16
- Namensschilder
- Papier und Stifte

Praxis
- Flipchart + Stifte
- Overhead-Projektor

Arbeitsblatt 1: »Gliederung der SBA«
Arbeitsblatt 4: »Belastungskreislauf mit Lösungsansätzen«
Arbeitsblatt 10: »Meine Stressreaktionen«
Arbeitsblatt 11: »Typische Stressreaktionen«
Arbeitsblatt 12: »Stressquellen bei der Arbeit«
Arbeitsblatt 13: »Strategien der Stressbewältigung«
Arbeitsblatt 14: »Strategien der Stressbewältigung – Beispiele«
Arbeitsblatt 15: »Stressfördernde Einstellungen«
Arbeitsblatt 16: »Anregungen zur Zeitgestaltung«

Ziele der Sitzung

→ Die Teilnehmer werden über das Phänomen Stress und Grundlagen der Stressbewältigung informiert.
→ Anhand einer individuellen Stressanalyse wird für Auslöser von Stress (Stressoren) und eigene »Warnsignale« (Stressreaktionen) sensibilisiert.
→ Zur Erweiterung des Repertoires und der Flexibilität im Umgang mit beruflichen Belastungen werden, anknüpfend an bestehende Bewältigungsressourcen, weitere Möglichkeiten des Umgangs mit akutem Stress (kurzfristige Strategien) und chronischem Stress (langfristige Strategien) entwickelt.

Überblick über die Sitzung

1. Begrüßung	
2. Einleitung in das Thema Stress	10 Min.
3. Identifikation von Stressreaktionen am Arbeitsplatz	25 Min.
4. Identifikation von Stress-Auslösern/Stressoren am Arbeitsplatz	20 Min.
5. Strategien der Stressbewältigung am Arbeitsplatz	25 Min.
6. Hausübung: Stressfördernde Einstellungen	5 Min.
7. Abschluss/Rückmeldung	5 Min.
	90 Min.

1. Begrüßung

Zu Beginn der Gruppensitzung werden die Teilnehmer begrüßt und es wird die Anwesenheit überprüft. Die Gruppenleiterin gibt einen Ausblick auf die folgende Sitzung. (Die Folien Arbeitsblatt 1: »Gliederung der SBA« und anschließend Arbeitsblatt 4: »Belastungskreislauf und Lösungsansätze« auflegen.)

In der heutigen Sitzung geht es um Stress. Wir möchten Ihnen Grundlagen der Stressbewältigung vorstellen und Ihnen vermitteln, wie Sie bei sich selbst Stress erkennen können. In diesem Rahmen stellen sich folgende Fragen:

- *Woran können Sie bei sich und Ihrem Körper feststellen, dass Sie beruflich »Stress haben« (»Stressreaktionen«)?*
- *Was löst bei Ihnen üblicherweise beruflichen Stress aus (»Stressoren«)?*
- *Welche Möglichkeiten der Stressbewältigung wenden Sie bereits an?*
- *Und schließlich: Welche weiteren Möglichkeiten könnten für Sie praktikabel und hilfreich sein (»Strategien der Stressbewältigung«)?*

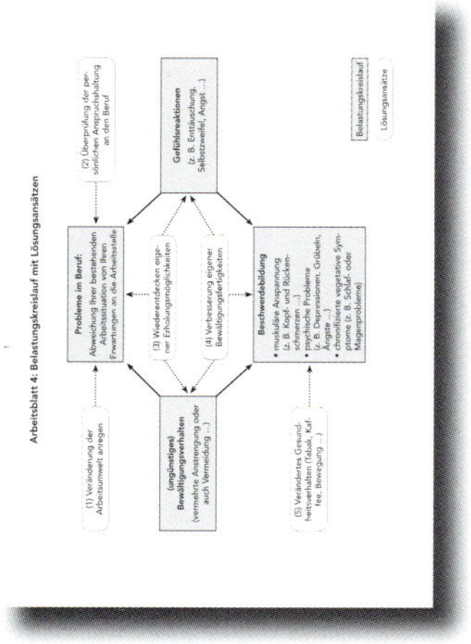

Arbeitsblatt 4:
Belastungskreislauf mit Lösungsansätzen

2. Einleitung in das Thema Stress

Im Sinne des transaktionalen Stressmodells (vgl. Abschnitt 1.1) wird davon ausgegangen, dass Stress aus dem Zusammenwirken von Umweltanforderungen und persönlichen Bewältigungsressourcen zustande kommt. Dabei wird zwischen Stressoren, das heißt belastenden Stress-Auslösern in der Arbeitsumwelt, und Stressreaktionen, das heißt Symptomen der (Über-)Beanspruchung, unterschieden. Ob der Einzelne Stress empfindet, hängt entscheidend von der persönlichen Bewertung (Kognitionen), der Arbeitsanforderung und der eigenen Bewältigungsmöglichkeit (primary und secondary appraisal, vgl. Abschnitt 1.1) sowie den körperlichen Voraussetzungen (»physiologische Robustheit«) ab.

Die Gruppenleiterin stellt kognitiv-verhaltenstherapeutische Grundlagen der Stressbewältigung vor und regt mit Fragen das Verständnis der Teilnehmer an.

Unter gleichen beruflichen Belastungen erleben die betroffenen Personen durchaus nicht gleichermaßen »Stress«. Wie kommt das? Haben Sie aus Ihrem Arbeitsalltag hierfür ein Beispiel? (…)

Die Unterschiede können darauf zurückgeführt werden, dass der Einzelne unterschiedlich mit Belastungen umgeht, diese zum Beispiel als negative Bedrohung oder aber als positive Herausforderung bewertet. Stressreaktionen gehen zunächst mit körperlicher Aktivierung einher und sind überlebenswichtig. Das bedeutet, es werden Energien bereitgestellt, etwa um zu kämpfen oder zu fliehen. Zudem gibt es auch »positiven Stress« (sogenannten Eustress). Viele Menschen erleben ein gewisses Maß an Anregungen und Herausforderung als angenehm. Natürlich gibt es Unterschiede, wie viel Anregung jeder Einzelne von uns als angenehm erlebt. Ganz ohne Anregung zu leben, das heißt in Monotonie ohne Stress, bildet erwiesenermaßen auch eine Form von Stress!

Wenn wir uns im Folgenden mit dem Thema beruflicher Stressbewältigung beschäftigen, ist es wichtig zu unterscheiden zwischen

- *Stressoren (d. h. Auslösern von Stress in der Arbeit, z. B. eine einzuhaltende Frist für eine Arbeit),*
- *Stressreaktionen (d. h. körperliche und psychische Reaktionen bei der Auseinandersetzung mit beruflichen Anforderungen, z. B. Schwitzen und ein Anstieg des Blutdrucks) und*
- *der individuellen Stressbewältigung (d. h. wie der Einzelne diesen »Stress« bewertet und wie er sich dabei verhält, z. B. ob er die Anforderung für sich günstig bewertet oder ob er zu einer Flasche Bier greift) .*

Für einen günstigen, gesundheitserhaltenden Umgang mit Stress ist es wichtig, alle drei Bereiche genauer zu beleuchten.

3. Identifikation von Stressreaktionen am Arbeitsplatz

25

Die Fähigkeit zu selbstreflektiertem und gesundem Arbeitsverhalten setzt Grundlagenwissen über die eigenen Stressreaktionen, das heißt die individuellen Symptome eigener sympathischer Aktivierung, voraus. Dabei ist es wichtig, diese Symptome zuordnen und angemessen, etwa als »Warnsignale«, bewerten zu können. Natürlich kann sich kein Mensch bei der Arbeit ununterbrochen mit sich und dem eigenen Stress beschäftigen. Der gezielte Einsatz von Strategien zur Stressbewältigung ist vielmehr dann von Bedeutung, wenn es zu Symptomen der Überlastung kommt. Nur wer frühzeitig bei sich Stresssymptome erkennt, kann rechtzeitig reagieren und einer Stress-Eskalation vorbeugen. Ziel dieser Übung ist die Identifikation von persönlichen Stressreaktionen, um auf diese Warnsignale angemessen reagieren zu können. In diesem Sinne ist die folgende Übung gleichbedeutend mit einer individuellen Verhaltensanalyse.

Nach der individuellen Erarbeitung eigener Stressreaktionen mithilfe von Arbeitsblatt 10: »Meine Stressreaktionen« werden die Ebenen der Stressreaktion (Gedanken, Gefühle, Körper und Verhalten) in der Gruppe besprochen und zum Beispiel am Flipchart gesammelt. Anschließend werden weitere typische

Stressreaktionen anhand von Arbeitsblatt 11: »Typische Stressreaktionen« ergänzt.

Die Gruppenleiterin erklärt Arbeitsblatt 10: »Meine Stressreaktionen« kurz und lässt es von jedem Teilnehmer individuell ausfüllen. (Bearbeitungszeit: etwa 5–10 Min.)

Sie werden feststellen, dass die meisten der hier zusammengetragenen Symptome mit körperlicher Aktivierung (medizinisch: Sympathikus-Aktivität) einhergehen. Arbeitsblatt 11: »Typische Stressreaktionen« gibt noch einmal einen Überblick über solche Stress-Signale.

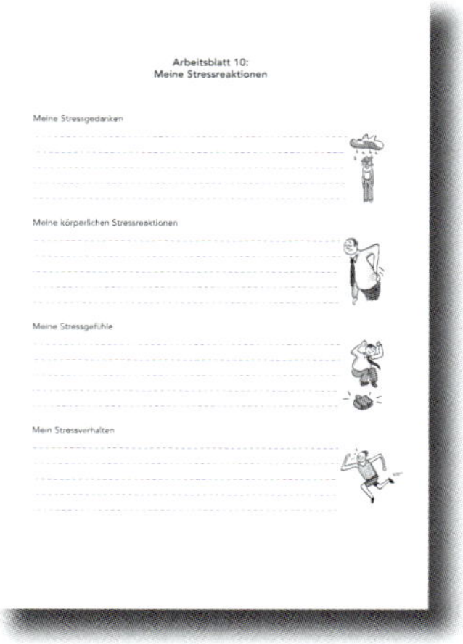
Arbeitsblatt 10:
Meine Stressreaktionen

Meine Stressgedanken

Meine körperlichen Stressreaktionen

Meine Stressgefühle

Mein Stressverhalten

Arbeitsblatt 10:
Meine Stressreaktionen

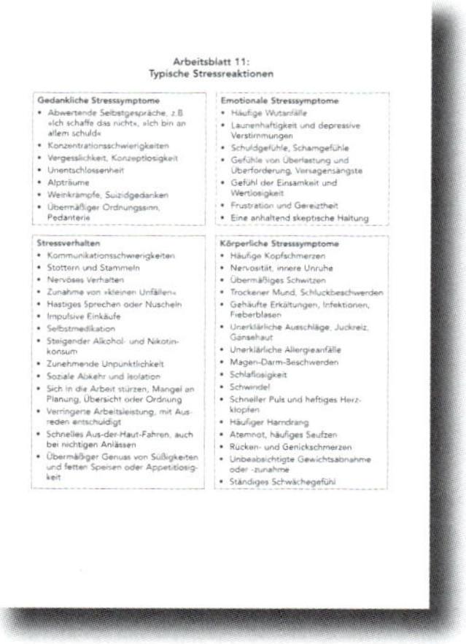
Arbeitsblatt 11:
Typische Stressreaktionen

Gedankliche Stresssymptome	Emotionale Stresssymptome
• Abwertende Selbstgespräche, z.B. »Ich schaffe das nicht«, »Ich bin an allem schuld« • Konzentrationsschwierigkeiten • Vergesslichkeit, Konzeptlosigkeit • Unentschlossenheit • Alpträume • Weinkrämpfe, Suizidgedanken • Übermäßiger Ordnungssinn, Pedanterie	• Häufige Wutanfälle • Launenhaftigkeit und depressive Verstimmungen • Schuldgefühle, Schamgefühle • Gefühle von Überlastung und Überforderung, Versagensängste • Gefühl der Einsamkeit und Wertlosigkeit • Frustration und Gereiztheit • Eine anhaltend skeptische Haltung
Stressverhalten	**Körperliche Stresssymptome**
• Kommunikationsschwierigkeiten • Stottern und Stammeln • Nervöses Verhalten • Zunahme von »kleinen Unfällen« • Hastiges Sprechen oder Nuscheln • Impulsive Einkäufe • Selbstmedikation • Steigender Alkohol- und Nikotinkonsum • Zunehmende Unpünktlichkeit • Soziale Abkehr und Isolation • Sich in die Arbeit stürzen, Mangel an Planung, Übersicht oder Ordnung • Verringerte Arbeitsleistung, mit Ausreden entschuldigt • Schnelles Aus-der-Haut-Fahren, auch bei nichtigen Anlässen • Übermäßiger Genuss von Süßigkeiten und fetten Speisen oder Appetitlosigkeit	• Häufige Kopfschmerzen • Nervosität, innere Unruhe • Übermäßiges Schwitzen • Trockener Mund, Schluckbeschwerden • Gehäufte Erkältungen, Infektionen, Fieberblasen • Unerklärliche Ausschläge, Juckreiz, Gänsehaut • Unerklärliche Allergieanfälle • Magen-Darm-Beschwerden • Schlaflosigkeit • Schwindel • Schneller Puls und heftiges Herzklopfen • Häufiger Harndrang • Atemnot, häufiges Seufzen • Rücken- und Genickschmerzen • Unbeabsichtigte Gewichtsabnahme oder -zunahme • Ständiges Schwächegefühl

Arbeitsblatt 11:
Typische Stressreaktionen

Die von Ihnen erarbeiteten Symptome sind Anzeichen Ihrer Beanspruchung. Sie sind nicht gesundheitsschädlich, sondern überlebenswichtig, um die nötigen Energien zur Überwindung von Gefahren bereitzustellen. Treten sie aber häufig oder gar chronisch auf, dann besteht ein erhöhtes körperliches und psychisches Gesundheitsrisiko. Gehen Sie nicht einfach über diese Signale hinweg. Nur wenn Sie diese Signale wahrnehmen und ernst nehmen, haben Sie die Möglichkeit, die im Folgenden behandelten Strategien zur Stressbewältigung mit Erfolg umzusetzen.

4. Identifikation von Stress-Auslösern/Stressoren am Arbeitsplatz

Die Kenntnis zentraler individueller Stressauslöser ist ein wichtiger Bestandteil der Stressanalyse. Häufig treten Stresssymptome in vorhersagbaren Situationen auf (z. B. vor einem wichtigen Termin), sodass einer Stress-Eskalation vorgebeugt werden kann. Im Folgenden sollen die Teilnehmer Stressoren in ihrer Arbeit identifizieren. Dabei hat es sich als hilfreich erwiesen, Intensität und Häufigkeit der Belastungsquellen getrennt zu betrachten. Intensive Stressoren erfordern Strategien der kurzfristigen akuten Stressbewältigung, wie beispielsweise eine anschließende Abreaktion. Häufig auftretende Stressoren geringerer Intensität (»daily hassles« – tägliche Widrigkeiten) bedürfen eher langfristiger Strategien des Stressmanagements. Ziel dieser Sitzungseinheit bildet die Identifikation von stressauslösenden Arbeitsplatzbedingungen als Voraussetzung für eine günstige Reaktion auf Stressoren.

Folie und Arbeitsblatt 12: »Stressquellen bei der Arbeit« bereithalten. Anhand des Arbeitsblattes, das individuell bearbeitet wird, werden typische Stressoren in der Gruppe gesammelt und auf individuelle Unterschiede der Beanspruchung durch diese Stressoren eingegangen.

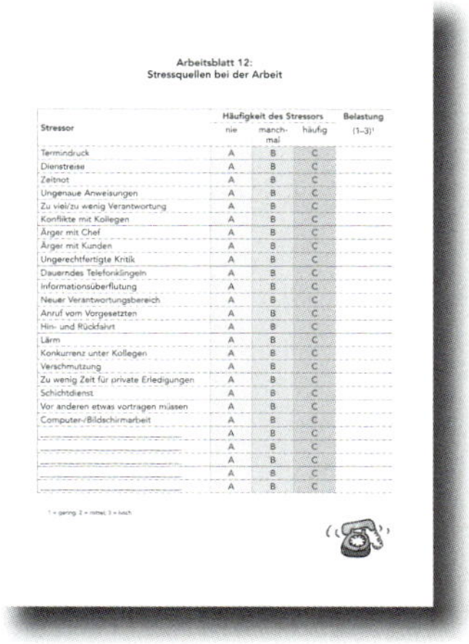
Arbeitsblatt 12:
Stressquellen bei der Arbeit

Stressor	Häufigkeit des Stressors			Belastung
	nie	manch-mal	häufig	(1–3)[1]
Termindruck	A	B	C	
Dienstreise	A	B	C	
Zeitnot	A	B	C	
Ungenaue Anweisungen	A	B	C	
Zu viel/zu wenig Verantwortung	A	B	C	
Konflikte mit Kollegen	A	B	C	
Ärger mit Chef	A	B	C	
Ärger mit Kunden	A	B	C	
Ungerechtfertigte Kritik	A	B	C	
Dauerndes Telefonklingeln	A	B	C	
Informationsüberflutung	A	B	C	
Neuer Verantwortungsbereich	A	B	C	
Anruf vom Vorgesetzten	A	B	C	
Hin- und Rückfahrt	A	B	C	
Lärm	A	B	C	
Konkurrenz unter Kollegen	A	B	C	
Verschmutzung	A	B	C	
Zu wenig Zeit für private Erledigungen	A	B	C	
Schichtdienst	A	B	C	
Vor anderen etwas vortragen müssen	A	B	C	
Computer-/Bildschirmarbeit	A	B	C	
______	A	B	C	
______	A	B	C	
______	A	B	C	
______	A	B	C	
______	A	B	C	

1 = gering; 2 = mittel; 3 = hoch

Arbeitsblatt 12:
Stressquellen bei der Arbeit

Das Arbeitsblatt gibt Ihnen Gelegenheit, Ihre eigenen Stressquellen zu finden und einzuschätzen, und zwar nach Häufigkeit mit »A«, »B« oder »C« und nach Grad ihrer Belastung von »1« bis »3«.

Die Gruppenleiterin instruiert die Teilnehmer, das Arbeitsblatt etwa drei Minuten lang individuell zu bearbeiten. Anschließend können Beispiele zusammengetragen und bewertet werden. Beispiele:

Wie belastend sind bestimmte Bedingungen, unter denen Sie arbeiten? Welche Stressoren treten bei Ihnen häufig auf (Einschätzung von C = »häufig«)? Welche Stressoren erleben Sie als sehr belastend (Einschätzung von 3 = »hoch belastend«)? Wie viele Stressoren haben Sie insgesamt gefunden und wie viele haben Sie als hoch belastend bewertet?

Unterschiedliche Einschätzungen der Teilnehmer unterstreichen die Rolle individueller Bewertung und Bewältigung.

Sie sehen, dass Stressquellen bei der Arbeit sehr vielfältig sein können. Zudem werden vergleichbare Bedingungen von verschiedenen Menschen als unterschiedlich belastend erlebt. Es ist wichtig zu wissen, welche Bedingungen bei Ihnen Stress auslösen können. Nur wenn Sie die Bedingungen, unter denen Sie Stress erleben, kennen, können Sie gezielt etwas dagegen unternehmen.

5. Strategien der Stressbewältigung am Arbeitsplatz

Zur Erweiterung des Repertoires beruflicher Stressbewältigungsstrategien werden kurzfristige und langfristige Stressbewältigungsstrategien (modifiziert nach Wagner-Link, 1995) vermittelt. Kurzfristige Strategien kann man in der akuten Belastungssituation einsetzen. Langfristige Strategien sollen Chronifizierungen verhindern oder abbauen. Nicht jede Strategie wird in jedem Beruf und zu jeder Gelegenheit hilfreich oder sinnvoll sein. Dies sollte gemeinsam mit den Teilnehmern diskutiert und kritisch bewertet werden. Wann ist Strategie A günstig und wann nicht? Was ist stattdessen möglich? Generell gilt: Je mehr Stressbewältigungsstrategien einem Menschen zur Verfügung stehen und je flexibler er davon Gebrauch machen kann, desto besser.

Jedes Verhalten in Stresssituationen hat seine Berechtigung, und viele Strategien sind kurzfristig durchaus hilfreich (z. B. eine Zigarette rauchen gehen) – unabhängig davon, ob dem Einzelnen die langfristigen negativen Konsequenzen des Verhaltens bewusst sind. An dieser Stelle liegt es nahe, auf die Funktionalität von Bewältigungsverhalten und seine Aufrechterhaltung (positive Verstärkung durch eine kurzfristig angenehme Konsequenz, negative Verstärkung durch den kurzfristigen Wegfall unangenehmen Erlebens) einzugehen.

Es folgt eine kurze Darstellung der einzelnen Strategien der Stressbewältigung:

A. Kurzfristige Strategien (akuter Stress)

Kurzfristige Strategien können unmittelbar in der Stresssituation, also bei akutem Stresserleben, zur Reduktion der Stressbelastung eingesetzt werden.

A.1 Spontane Erleichterung

Der gezielte Einsatz von Übungen der Kurzentspannung, zum Beispiel eine kurze Dehn- oder Atemübung, zum Beispiel aus der Progressiven Muskelentspannung nach Jacobson (PMR).

A.2 Wahrnehmungsumlenkung
Bei akutem Stress findet in der Regel eine Einengung der Wahrnehmung auf stressbezogene Reize statt. Um dies aufzulösen, können gezielte Bemühungen unternommen werden, zum Beispiel den Blick auf etwas anderes richten, an die frische Luft gehen oder eine Imaginationsübung (»Ruhebild«) machen.

A.3 Positive Selbstgespräche
Diese auf die Arbeiten von Meichenbaum (1985) zurückgehende Strategie stellt eine Form der kognitiven Stressbewältigung dar. Dabei wird gezielt auf die Bewertung der Stressquelle und der eigenen Fertigkeiten Einfluss genommen.

A.4 Abreaktion
Bei hoher körperlicher Anspannung kann es günstig sein, diese Energie durch körperliche Aktivität abzubauen: bei der Arbeit mit Schwung die Treppe zu laufen, einen kurzen Fußweg zu unternehmen, laut zu fluchen, wenn keiner zuhört, oder sich unmittelbar nach der Arbeit sportlich abzureagieren.

B. Langfristige Strategien (chronischer Stress)
Langfristige Strategien sollen zum einen präventiv einer Entwicklung von Stress vorbeugen, zum anderen palliativ eine bereits bestehende Überlastung abbauen.

B.1 Entspannung
Hierunter werden alle Formen des Entspannungstrainings gefasst, zum Beispiel die Progressive Muskelentspannung nach Jacobson, das Autogene Training oder die Meditation. Bei regelmäßiger Übung können diese Verfahren langfristig die körperliche und geistige Entspannungsfähigkeit signifikant verbessern und auf diese Weise die Resilienz gegenüber Alltagsanforderungen erhöhen.

B.2 Zufriedenheitserlebnisse
Bei hoher Stressbelastung berichten Betroffene häufig über eine herabgesetzte Empfänglichkeit für angenehme Erfahrungen. Außerdem werden oftmals bei Zeit- und Energiemangel unglücklicherweise genau diejenigen Ausgleichsaktivitäten unterlassen, die sonst im Alltag stimmungsregulierend wirken, zum Beispiel Hobbys wie Lesen, ein Instrument spielen oder Ähnliches. Hier kann sogar eine Depressionsspirale beginnen. Dem sollte durch die gezielte Ausübung »positiver Aktivitäten« (vgl. hierzu den Ansatz der »Euthymen Therapie« nach Lutz, 2000) entgegengewirkt werden.

B.3 Soziale Kontakte
Gerade bei denjenigen, die über ausgeprägte interaktionelle Konflikte bei der Arbeit berichten, ist ein Verlust unterstützender sozialer Kontakte offensichtlich. Positive soziale Unterstützung und ein tragfähiges Netzwerk von Kon-

takten fehlen oft bei Psychosomatikpatienten, können aber der Isolation und Überforderung langfristig entgegenwirken.

B.4 Einstellungsänderung

Verhalten in Stresssituationen wird gesteuert durch Grundüberzeugungen und konditionale Verhaltensregeln. Die Identifikation solcher stressverstärkender Einstellungen und deren Hinterfragung bildet einen wesentlichen psychotherapeutischen Ansatz der Stressreduktion bei der Arbeit. Ein hohes Ausmaß an dysfunktionalen Einstellungen kann auch eine vertiefende einzelpsychotherapeutische Behandlung erforderlich machen.

B.5 Problemlösung

Die Stressreduktion sollte sich nicht allein auf die Veränderung der individuellen Herangehensweise, zum Beispiel der Bewertung von Problemlagen, beschränken. Zusätzlich kann auch die konkrete Lösung manifester belastender Arbeitsbedingungen (z. B. chronische Lärmbelästigung, arbeitsergonomisch bedingte Fehlhaltungen bei der Arbeit, Stressquellen in den Arbeitsabläufen) erforderlich sein. Im Sinne der »Problemlöseschritte« (nach D'Zurilla u. Goldfried, 1971, vgl. Sitzung 4) können Lösungsmöglichkeiten entwickelt, bewertet und deren Umsetzung vorbereitet werden.

B.6 Zeitmanagement

Viele moderne Arbeitstätigkeiten erfordern ein hohes Maß an Selbstständigkeit, das heißt Selbststeuerung und Selbstorganisation. Hierzu können konkrete Anregungen, etwa der Zeit- und der Pausengestaltung (z. B. nach Seiwert, 2001) vermittelt werden. Die Information (Psychoedukation) über diese Empfehlungen kann die Selbstorganisation fördern, günstigerweise in Kombination mit einer Verbesserung des Selbstmanagements (vgl. Kanfer, 2000).

B.7 Qualifikation/Fertigkeiten

Ausbildung und Schulung bilden nicht nur eine Belastung und ein »notwendiges Übel«, sondern dienen auch der Qualifikation, um einer Überforderung bei der Arbeit vorzubeugen. Bei objektiven Mängeln der Qualifikation und nachvollziehbarer Überforderung durch einen Mangel an Wissen und Fertigkeiten ist zur Belastungsreduktion auch eine Weiterqualifikation zu erwägen.

Die verschiedenen Strategien setzen entweder an einer Beseitigung der Stressquelle (Wahrnehmungslenkung, Problemlösung), dem Problemverhalten (Entspannung, positive Selbstgespräche) oder den Konsequenzen (z. B. Selbstbelohnung durch Zufriedenheitserlebnisse) an. Hiermit werden bewährte kognitv-verhaltenstherapeutische Standardverfahren mit explizitem Berufsbezug umgesetzt. Es soll hierbei nicht der Eindruck erweckt werden, dass es sich bei den vorgestellten Strategien um einander ausschließende Kategorien handelt. So kann eine Ausgleichsaktivität mit Freunden nach der

Arbeit sowohl unter (B.2) »Zufriedenheitserlebnisse« als auch unter (B.3) »Soziale Kontakte« zu fassen sein. Natürlich geht es nicht darum, Schubladendenken Vorschub zu leisten! Ziel dieser Sitzung ist es, das Spektrum von Möglichkeiten des Belastungsausgleichs zu erweitern und Anregungen für bislang »unbeschrittene Pfade« aufzuzeigen.

Folien zum Arbeitsblatt 13: »Strategien der Stressbewältigung« und Arbeitsblatt 14: »Strategien der Stressbewältigung – Beispiele« bereithalten. Zunächst werden solche Strategien (z. B. auf der Folie oder am Flipchart) gesammelt, die sich den Teilnehmern bereits im Umgang mit Arbeitsbelastungen als hilfreich erwiesen haben. Anschließend daran werden kurzfristige und langfristige Strategien unterschieden, weitere Bewältigungsmöglichkeiten aufgezeigt und diskutiert. Hierbei ist es wichtig, dass der Einzelne sich nicht als »inkompetent« erlebt, weil er Beschwerden entwickelt hat. Vielmehr sollte im Gespräch mit den anderen Teilnehmern, die gleichermaßen aus ihren eigenen (zum Teil leidvollen) Erfahrungen heraus berichten, auf Möglichkeiten zur Ergänzung der bereits vorhandenen individuellen Ressourcen fokussiert werden. Zudem: Modelllernen fördert den Alltagstransfer und spricht das Selbstwirksamkeitserleben an!

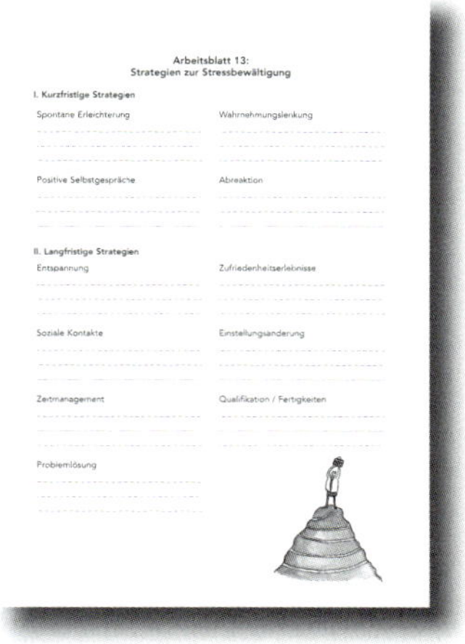

Arbeitsblatt 13:
Strategien zur Stressbewältigung

I. Kurzfristige Strategien

Spontane Erleichterung

Wahrnehmungslenkung

Positive Selbstgespräche

Abreaktion

II. Langfristige Strategien

Entspannung

Zufriedenheitserlebnisse

Soziale Kontakte

Einstellungsänderung

Zeitmanagement

Qualifikation / Fertigkeiten

Problemlösung

Arbeitsblatt 13: Strategien der Stressbewältigung

Was können Sie praktisch gegen Stress tun? Zunächst möchte ich mit Ihnen sammeln, was Ihnen bisher im Umgang mit beruflichen Belastungen geholfen hat.

Die Gruppenleiterin fasst die Antworten der Teilnehmer zusammen.

Anschließend möchte ich Ihnen die beschriebenen Bereiche kurz vorstellen. Hier einige Beispiele für Strategien der Stressbewältigung.

Sie sehen, dass es eine Vielzahl von Möglichkeiten gibt, mit Stress umzugehen. Dabei kann man zwischen zwei Arten von Strategien unterscheiden.

- *Kurzfristige Strategien: Strategien, die man unter Belastung direkt gegen den Stress einsetzen kann.*
- *Langfristige Strategien: Strategien, die dazu verhelfen sollen, den Stress langfristig zu reduzieren und zum Beispiel zu verhindern, dass es wieder zu einer so hohen Beanspruchung kommt.*

Für eine wirkungsvolle Reduktion Ihrer alltäglichen Belastungen ist es wichtig, dass Sie sowohl über kurzfristige als auch über langfristige Stressbewältigungsstrategien verfügen.

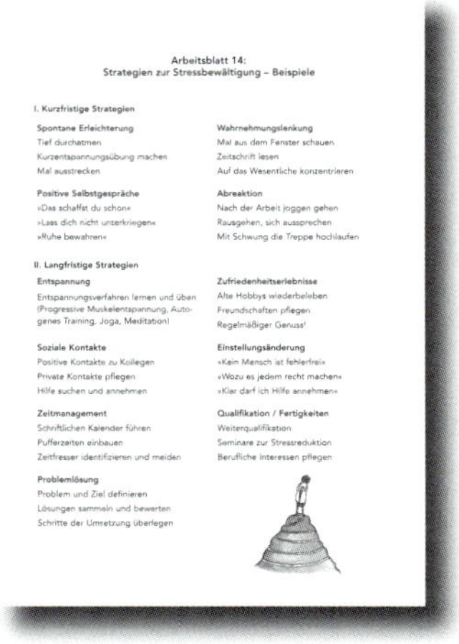

Arbeitsblatt 14:
Strategien zur Stressbewältigung – Beispiele

I. Kurzfristige Strategien

Spontane Erleichterung
Tief durchatmen
Kurzentspannungsübung machen
Mal ausstrecken

Wahrnehmungslenkung
Mal aus dem Fenster schauen
Zeitschrift lesen
Auf das Wesentliche konzentrieren

Positive Selbstgespräche
»Das schaffst du schon«
»Lass dich nicht unterkriegen«
»Ruhe bewahren«

Abreaktion
Nach der Arbeit joggen gehen
Rausgehen, sich aussprechen
Mit Schwung die Treppe hochlaufen

II. Langfristige Strategien

Entspannung
Entspannungsverfahren lernen und üben (Progressive Muskelentspannung, Autogenes Training, Joga, Meditation)

Zufriedenheitserlebnisse
Alte Hobbys wiederbeleben
Freundschaften pflegen
Regelmäßiger Genuss!

Soziale Kontakte
Positive Kontakte zu Kollegen
Private Kontakte pflegen
Hilfe suchen und annehmen

Einstellungsänderung
»Kein Mensch ist fehlerfrei«
»Wozu es jedem recht machen«
»Klar darf ich Hilfe annehmen«

Zeitmanagement
Schriftlichen Kalender führen
Pufferzeiten einbauen
Zeitfresser identifizieren und meiden

Qualifikation / Fertigkeiten
Weiterqualifikation
Seminare zur Stressreduktion
Berufliche Interessen pflegen

Problemlösung
Problem und Ziel definieren
Lösungen sammeln und bewerten
Schritte der Umsetzung überlegen

Arbeitsblatt 14: Strategien der Stressbewältigung – Beispiele

(Auf die Notwendigkeit der gezielten Anwendung und Aufrechterhaltung der besprochenen Strategien hinweisen!)

6. Hausübung: Stressfördernde Einstellungen

Teilnehmer sollen anhand einer Liste potenziell dysfunktionaler beruflicher Anspruchshaltungen für sie relevante Grundannahmen identifizieren. Diese sollen in Sitzung 6 in Hinblick auf ihre Vor- und Nachteile diskutiert und Alternativen formuliert werden. Dabei soll der Einfluss ungünstiger Anspruchshaltungen auf Wohlbefinden und Gesundheit aufgezeigt und Anregungen zu einer veränderten Anspruchshaltung entwickelt werden. Diese Übung zielt somit auf langfristige Strategien zur »Einstellungsänderung« ab.

Natürlich werden in diesem knappen zeitlichen Rahmen keine umfangreichen Veränderungen dysfunktionaler Regeln und Annahmen möglich sein. Für eine nachhaltige Veränderung von biographisch angelegten, hochgradig internalisierten dysfunktionalen Bewertungsmustern ist auf weitere psychotherapeutische Einheiten zu verweisen. Ungeachtet dessen sollten aber die Bedeutung dieser Regeln und Anspruchshaltungen für den beruflichen Bereich deutlich gemacht, potenziell dysfunktionale Regeln identifiziert und Alternativen aufgezeigt werden.

Folie Arbeitsblatt 15: »Stressfördernde Einstellungen« auflegen und kurz erläutern. Die Teilnehmer sollen das Arbeitsblatt und seine Aufgabenstellung nachvollziehen können und es zur kommenden Sitzung bearbeiten.

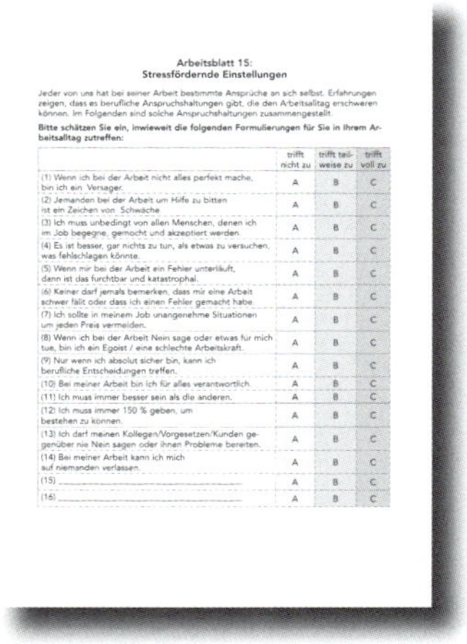

Arbeitsblatt 15:
Stressfördernde Einstellungen

Jeder von uns hat bei seiner Arbeit bestimmte Ansprüche an sich selbst. Erfahrungen zeigen, dass es berufliche Anspruchshaltungen gibt, die den Arbeitsalltag erschweren können. Im Folgenden sind solche Anspruchshaltungen zusammengestellt.

Bitte schätzen Sie ein, inwieweit die folgenden Formulierungen für Sie in Ihrem Arbeitsalltag zutreffen:

	trifft nicht zu	trifft teilweise zu	trifft voll zu
(1) Wenn ich bei der Arbeit nicht alles perfekt mache, bin ich ein Versager.	A	B	C
(2) Jemanden bei der Arbeit um Hilfe zu bitten ist ein Zeichen von Schwäche.	A	B	C
(3) Ich muss unbedingt von allen Menschen, denen ich im Job begegne, gemocht und akzeptiert werden.	A	B	C
(4) Es ist besser, gar nichts zu tun, als etwas zu versuchen, was fehlschlagen könnte.	A	B	C
(5) Wenn mir bei der Arbeit ein Fehler unterläuft, dann ist das furchtbar und katastrophal.	A	B	C
(6) Keiner darf jemals bemerken, dass mir eine Arbeit schwer fällt oder dass ich einen Fehler gemacht habe.	A	B	C
(7) Ich sollte in meinem Job unangenehme Situationen um jeden Preis vermeiden.	A	B	C
(8) Wenn ich bei der Arbeit Nein sage oder etwas für mich tue, bin ich ein Egoist / eine schlechte Arbeitskraft.	A	B	C
(9) Nur wenn ich absolut sicher bin, kann ich berufliche Entscheidungen treffen.	A	B	C
(10) Bei meiner Arbeit bin ich für alles verantwortlich.	A	B	C
(11) Ich muss immer besser sein als die anderen.	A	B	C
(12) Ich muss immer 150 % geben, um bestehen zu können.	A	B	C
(13) Ich darf meinen Kollegen/Vorgesetzten/Kunden gegenüber nie Nein sagen oder ihnen Probleme bereiten.	A	B	C
(14) Bei meiner Arbeit kann ich mich auf niemanden verlassen.	A	B	C
(15) ______________________	A	B	C
(16) ______________________	A	B	C

Arbeitsblatt 15:
Stressfördernde Einstellungen

7. Abschluss/Rückmeldung

Die Gruppeninhalte werden bilanziert. Dabei wird auf die vertiefende Lektüre von Arbeitsblatt 16: »Anregungen zur Zeitgestaltung« verwiesen (Hausübung).

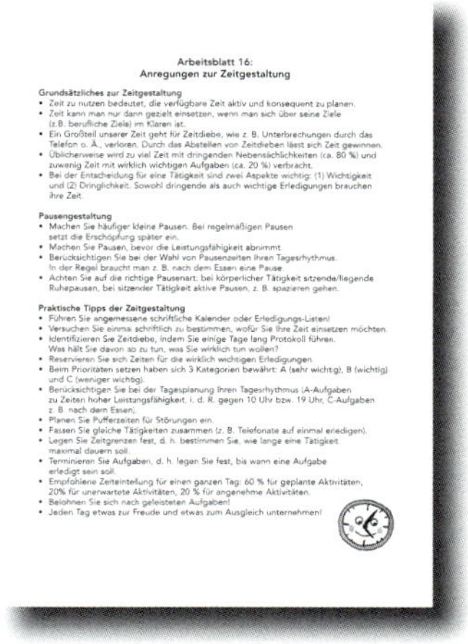

Arbeitsblatt 16:
Anregungen zur Zeitgestaltung

Grundsätzliches zur Zeitgestaltung
- Zeit zu nutzen bedeutet, die verfügbare Zeit aktiv und konsequent zu planen.
- Zeit kann man nur dann gezielt einsetzen, wenn man sich über seine Ziele (z.B. berufliche Ziele) im Klaren ist.
- Ein Großteil unserer Zeit geht für Zeitdiebe, wie z. B. Unterbrechungen durch das Telefon o. Ä., verloren. Durch das Abstellen von Zeitdieben lässt sich Zeit gewinnen.
- Üblicherweise wird zu viel Zeit mit dringenden Nebensächlichkeiten (ca. 80 %) und zuwenig Zeit mit wirklich wichtigen Aufgaben (ca. 20 %) verbracht.
- Bei der Entscheidung für eine Tätigkeit sind zwei Aspekte wichtig: (1) Wichtigkeit und (2) Dringlichkeit. Sowohl dringende als auch wichtige Erledigungen brauchen ihre Zeit.

Pausengestaltung
- Machen Sie häufiger kleine Pausen. Bei regelmäßigen Pausen setzt die Erschöpfung später ein.
- Machen Sie Pausen, bevor die Leistungsfähigkeit abnimmt.
- Berücksichtigen Sie bei der Wahl von Pausenzeiten Ihren Tagesrhythmus. In der Regel braucht man z. B. nach dem Essen eine Pause.
- Achten Sie auf die richtige Pausenart: bei körperlicher Tätigkeit sitzende/liegende Ruhepausen, bei sitzender Tätigkeit aktive Pausen, z. B. spazieren gehen.

Praktische Tipps der Zeitgestaltung
- Führen Sie angemessene schriftliche Kalender oder Erledigungs-Listen!
- Versuchen Sie einmal schriftlich zu bestimmen, wofür Sie Ihre Zeit einsetzen möchten.
- Identifizieren Sie Zeitdiebe, indem Sie einige Tage lang Protokoll führen. Was hält Sie davon ab zu tun, was Sie wirklich tun wollen?
- Reservieren Sie sich Zeiten für die wirklich wichtigen Erledigungen.
- Beim Prioritäten setzen haben sich 3 Kategorien bewährt: A (sehr wichtig), B (wichtig) und C (weniger wichtig).
- Berücksichtigen Sie bei der Tagesplanung Ihren Tagesrhythmus (A-Aufgaben zu Zeiten hoher Leistungsfähigkeit, i. d. R. gegen 10 Uhr bzw. 19 Uhr, C-Aufgaben z. B. nach dem Essen).
- Planen Sie Pufferzeiten für Störungen ein.
- Fassen Sie gleiche Tätigkeiten zusammen (z. B. Telefonate auf einmal erledigen).
- Legen Sie Zeitgrenzen fest, d. h. bestimmen Sie, wie lange eine Tätigkeit maximal dauern soll.
- Terminieren Sie Aufgaben, d. h. legen Sie fest, bis wann eine Aufgabe erledigt sein soll.
- Empfohlene Zeiteinteilung für einen ganzen Tag: 60 % für geplante Aktivitäten, 20% für unerwartete Aktivitäten, 20 % für angenehme Aktivitäten.
- Belohnen Sie sich nach geleisteten Aufgaben!
- Jeden Tag etwas zur Freude und etwas zum Ausgleich unternehmen!

Arbeitsblatt 16: Anregungen zur Zeitgestaltung

Welche Anregungen nehmen Sie aus dieser Sitzung mit? Gibt es noch Fragen?

Weiterführende Literatur zum Thema Stress für Praktiker

Linneweh, K. (2002). Stresskompetenz – Der erfolgreiche Umgang mit Belastungssituationen in Beruf und Alltag. Weinheim.

Kanfer, F. H., Reinecker, H., Schmelzer, D. (2000). Selbstmanagement-Therapie. Ein Lehrbuch für die Klinische Praxis (3. Aufl.). Berlin.

Kehr, H. M. (2002). Souveränes Selbstmanagement. Weinheim.

Thomann, C. (2004). Klärungshilfe (2) Konflikte im Beruf – Methoden und Modelle klärender Gespräche. Hamburg.

Schulz von Thun, F., Ruppel, J., Stratmann, R. (2000). Miteinander Reden: Kommunikationspsychologie für Führungskräfte. Hamburg.

Seiwert, L. J. (2001). Das 1x1 des Zeitmanagement. Landsberg am Lech.

6. Sitzung
Umsetzung von Stressbewältigungsstrategien

Materialien

Gruppenleiterin

- Overhead-Folien 1, 14–20
- Anwesenheitsliste

Teilnehmer

- Arbeitsblätter 14–20
- Namensschilder
- Papier und Stifte

Praxis

- Flipchart + Stifte
- Overhead-Projektor

Arbeitsblatt 1: »Gliederung der SBA«
Arbeitsblatt 14: »Strategien der Stressbewältigung – Beispiele«
Arbeitsblatt 15: »Stressfördernde Einstellungen«
Arbeitsblatt 16: »Anregungen zur Zeitgestaltung«
Arbeitsblatt 17: »Positive Selbstgespräche«
Arbeitsblatt 18: »Pausen- und Genussregeln«
Arbeitsblatt 19: »Anregungen für Pausen und Ausgleich«
Arbeitsblatt 20: »Selbstbeobachtung Pausenverhalten«

Ziele der Sitzung

- → Vertiefung ausgewählter kurzfristiger und langfristiger Stressbewältigungsstrategien, zugeschnitten auf die individuelle Arbeitssituation.
- → Identifikation und Relativierung stressverstärkender Ansprüche an sich selbst (z. B. Perfektionismus), Ableitung von Verhaltensexperimenten und Umformulierung dysfunktionaler Anspruchshaltungen.
- → Identifikation weiterer stressverstärkender Kognitionen und Formulierung positiver Selbstinstruktionen.
- → Reflexion des eigenen Pausenverhaltens und Erörterung von Möglichkeiten zur erholsamen Pausen- und Genussgestaltung.

Bei der Konzeption der folgenden Behandlungseinheit zur Stressbewältigung wurde vorausgesetzt, dass die Teilnehmer im Rahmen der stationären Behandlung auch außerhalb der SBA-Gruppe Erfahrungen mit den grundlegenden psychotherapeutischen Strategien (z. B. der kognitiven Umstrukturierung) sammeln können. Zum anderen wird die zusätzliche Teilnahme an einem Entspannungstraining (zumeist Progressive Muskelrelaxation oder autogenes Training) vorausgesetzt. Üblicherweise beinhaltet das Setting psychosomatischer beziehungsweise psychotherapeutisch arbeitender Kliniken neben therapeutischen Einzelgesprächen gruppenpsychotherapeutische Ansätze (Allgemeine Problemlösegruppe, Soziale Kompetenzgruppe etc.). Sollten die genannten SBA-Inhalte einzig in eben dieser Gruppentherapie vermittelt werden, steht zu befürchten, dass die therapeutische Intensität zu niedrig ist, um bei den Teilnehmern alltagsrelevante Verhaltensänderungen erreichen zu können.

Überblick über die Sitzung

1. Begrüßung	
2. Rückmeldung Hausübung »Stressfördernde Einstellungen«	40 Min.
3. Positive Selbstgespräche	20 Min.
4. Zufriedenheitserlebnisse/Pausengestaltung	20 Min.
5. Hausübung: Selbstbeobachtung eigenen Pausenverhaltens	5 Min.
6. Abschluss/Rückmeldung	5 Min.
	90 Min.

1. Begrüßung

Zu Beginn der Gruppensitzung begrüßt die Gruppenleiterin die Teilnehmer und überprüft die Anwesenheit. Anschließend werden die Inhalte der vergangenen Sitzung zusammengefasst und es wird ein Ausblick auf die folgende Gruppensitzung gegeben.

Die Folien Arbeitsblatt 1: »Gliederung der SBA« und Arbeitsblatt 14: »Strategien der Stressbewältigung – Beispiele« bereithalten.

In der heutigen Sitzung wollen wir das Thema »Stress am Arbeitsplatz« fortsetzen. Vor allem wollen wir auf konkrete Möglichkeiten zur Stressbewältigung eingehen.

Arbeitsblatt 1: »Gliederung der SBA« auflegen.

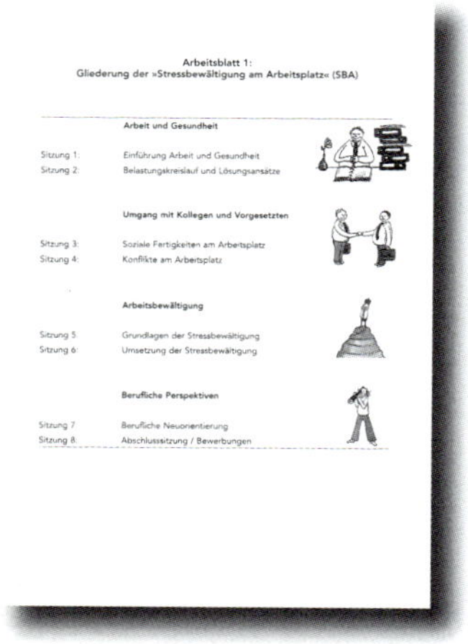
Arbeitsblatt 1:
Gliederung der »Stressbewältigung am Arbeitsplatz« (SBA)

Arbeit und Gesundheit
Sitzung 1: Einführung Arbeit und Gesundheit
Sitzung 2: Belastungskreislauf und Lösungsansätze

Umgang mit Kollegen und Vorgesetzten
Sitzung 3: Soziale Fertigkeiten am Arbeitsplatz
Sitzung 4: Konflikte am Arbeitsplatz

Arbeitsbewältigung
Sitzung 5: Grundlagen der Stressbewältigung
Sitzung 6: Umsetzung der Stressbewältigung

Berufliche Perspektiven
Sitzung 7: Berufliche Neuorientierung
Sitzung 8: Abschlusssitzung / Bewerbungen

Arbeitsblatt 1:
Gliederung der SBA

Arbeitsblatt 14: »Strategien der Stressbewältigung – Beispiele« auflegen.

Folgende Möglichkeiten zur Stressbewältigung möchte ich mit Ihnen heute vertiefen:

- *Einstellungsänderung (langfristige Strategie),*
- *positive Selbstgespräche (kurzfristige Strategie) und*
- *Zufriedenheitserlebnisse beziehungsweise Möglichkeiten zur erholsamen Pausengestaltung (langfristige Strategie).*

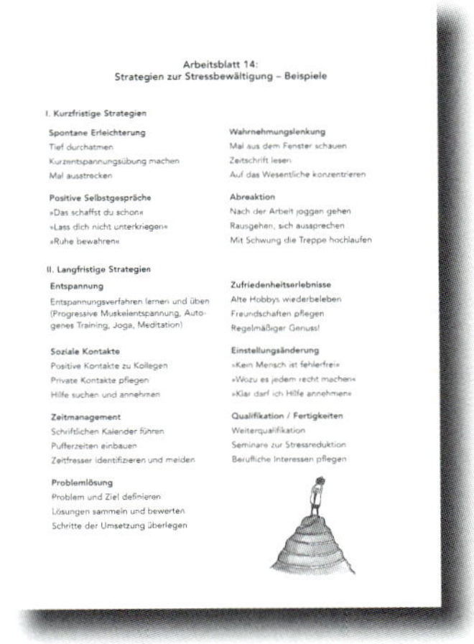
Arbeitsblatt 14:
Strategien zur Stressbewältigung – Beispiele

I. Kurzfristige Strategien

Spontane Erleichterung
Tief durchatmen
Kurzentspannungsübung machen
Mal ausstrecken

Positive Selbstgespräche
»Das schaffst du schon«
»Lass dich nicht unterkriegen«
»Ruhe bewahren«

Wahrnehmungslenkung
Mal aus dem Fenster schauen
Zeitschrift lesen
Auf das Wesentliche konzentrieren

Abreaktion
Nach der Arbeit joggen gehen
Rausgehen, sich aussprechen
Mit Schwung die Treppe hochlaufen

II. Langfristige Strategien

Entspannung
Entspannungsverfahren lernen und üben (Progressive Muskelentspannung, Autogenes Training, Joga, Meditation)

Soziale Kontakte
Positive Kontakte zu Kollegen
Private Kontakte pflegen
Hilfe suchen und annehmen

Zeitmanagement
Schriftlichen Kalender führen
Pufferzeiten einbauen
Zeitfresser identifizieren und meiden

Problemlösung
Problem und Ziel definieren
Lösungen sammeln und bewerten
Schritte der Umsetzung überlegen

Zufriedenheitserlebnisse
Alte Hobbys wiederbeleben
Freundschaften pflegen
Regelmäßiger Genuss!

Einstellungsänderung
»Kein Mensch ist fehlerfrei«
»Wozu es jedem recht machen«
»Klar darf ich Hilfe annehmen«

Qualifikation / Fertigkeiten
Weiterqualifikation
Seminare zur Stressreduktion
Berufliche Interessen pflegen

Arbeitsblatt 14: Strategien der Stressbewältigung – Beispiele

2. Rückmeldung Hausübung »Stressfördernde Einstellungen«

Wie in der vorangegangenen Sitzung (Sitzung 5, Sitzungseinheit 6) dargestellt, hängt das Erleben von akutem Stress in Belastungssituationen häufig mit Art und Ausmaß von dysfunktionalen Überzeugungen zusammen. Ziel der Hausübung war es, individuell typische stressverstärkende Überzeugungen zu identifizieren. Die Modifikation dysfunktionaler Stresskognitionen (vgl. Arbeitsblatt 15: »Stressfördernde Einstellungen«) dient der langfristigen Stressprävention durch Einstellungsänderung. Therapeutisches Ziel kann entweder die qualitative (Ersetzung) oder quantitative (Abschwächung) Korrektur überhöhter Erwartungshaltungen an die eigene Person sein. Dies kann durch Herstellung biographischer Bezüge (z. B. »Wofür haben Sie von Ihren Eltern Aufmerksamkeit bekommen?«) oder die gezielte Realitätsüberprüfung geschehen (z. B. »Was würde tatsächlich passieren, wenn Sie einmal nicht die größten Umsätze in Ihrer Abteilung erzielen?«). Vorschläge hierzu, die von der Gruppenleiterin in die Diskussion eingebracht werden können, fasst Tabelle 6.1 zusammen.

40

Folie und Arbeitsblatt 15: »Stressfördernde Einstellungen« bereithalten. Hierbei ist eine validierende therapeutische Haltung gegenüber den genannten – in der Biographie der Teilnehmer möglicherweise überlebenswichtigen, in der aktuellen beruflichen Situation aber dysfunktionalen – Überzeugungen zentral.

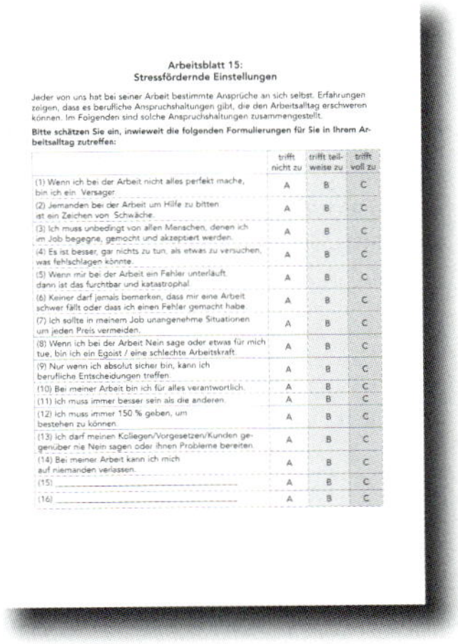
Arbeitsblatt 15:
Stressfördernde Einstellungen

Jeder von uns hat bei seiner Arbeit bestimmte Ansprüche an sich selbst. Erfahrungen zeigen, dass es berufliche Anspruchshaltungen gibt, die den Arbeitsalltag erschweren können. Im Folgenden sind solche Anspruchshaltungen zusammengestellt.

Bitte schätzen Sie ein, inwieweit die folgenden Formulierungen für Sie in Ihrem Arbeitsalltag zutreffen:

	trifft nicht zu	trifft teilweise zu	trifft voll zu
(1) Wenn ich bei der Arbeit nicht alles perfekt mache, bin ich ein Versager.	A	B	C
(2) Jemanden bei der Arbeit um Hilfe zu bitten ist ein Zeichen von Schwäche.	A	B	C
(3) Ich muss unbedingt von allen Menschen, denen ich im Job begegne, gemocht und akzeptiert werden.	A	B	C
(4) Es ist besser, gar nichts zu tun, als etwas zu versuchen, was fehlschlagen könnte.	A	B	C
(5) Wenn mir bei der Arbeit ein Fehler unterläuft, dann ist das furchtbar und katastrophal.	A	B	C
(6) Keiner darf jemals bemerken, dass mir eine Arbeit schwer fällt oder dass ich einen Fehler gemacht habe.	A	B	C
(7) Ich sollte in meinem Job unangenehme Situationen um jeden Preis vermeiden.	A	B	C
(8) Wenn ich bei der Arbeit Nein sage oder etwas für mich tue, bin ich ein Egoist / eine schlechte Arbeitskraft.	A	B	C
(9) Nur wenn ich absolut sicher bin, kann ich berufliche Entscheidungen treffen.	A	B	C
(10) Bei meiner Arbeit bin ich für alles verantwortlich.	A	B	C
(11) Ich muss immer besser sein als die anderen.	A	B	C
(12) Ich muss immer 150 % geben, um bestehen zu können.	A	B	C
(13) Ich darf meinen Kollegen/Vorgesetzten/Kunden gegenüber nie Nein sagen oder ihnen Probleme bereiten.	A	B	C
(14) Bei meiner Arbeit kann ich mich auf niemanden verlassen.	A	B	C
(15) ______________________	A	B	C
(16) ______________________	A	B	C

Arbeitsblatt 15: Stressfördernde Einstellungen

Tabelle 6.1: Möglichkeiten zur Relativierung und/oder Korrektur dysfunktionaler beruflicher Einstellungen

	Qualitative Korrektur (Alternativer Gedanke)	Quantitative Korrektur (Abschwächung des Gedankens)
(1) Wenn ich bei der Arbeit nicht alles perfekt mache, bin ich ein Versager.	Es ist mir gar nicht möglich, alles perfekt zu machen. Ich kann versuchen, mein Bestes zu geben.	Bei ... sollte ich wirklich genau sein. Dafür kann ich bei ... etwas ungenauer sein.
(2) Jemanden bei der Arbeit um Hilfe zu bitten ist ein Zeichen von Schwäche.	Gute Arbeit beinhaltet, sich gegenseitig auszutauschen und zu helfen.	Ich bitte ungern um Hilfe, manchmal lässt es sich aber nicht vermeiden.
(3) Ich muss unbedingt von allen Menschen, denen ich im Job begegne, gemocht und akzeptiert werden.	Es allen Kollegen recht machen zu wollen, kann mir nicht gelingen. Ich kann trotzdem versuchen, möglichst nett zu sein.	Ich möchte gerne von meinem Kollegen X gemocht werden.
(4) Es ist besser, gar nichts zu tun, als etwas zu versuchen, was fehlschlagen könnte.	Ich möchte es zumindest versuchen. Wie kann ich sonst herausfinden, ob es klappt?	Ich möchte weiterhin vorsichtig sein, aber trotzdem mehr ausprobieren.
(5) Wenn mir bei der Arbeit ein Fehler unterläuft, dann ist das furchtbar und katastrophal.	Kein Mensch ist fehlerfrei. Ich muss Fehler machen, um daraus lernen zu können.	Beim ... sind Fehler wirklich schlimm. Dafür kann ich beim ... etwas nachlässiger sein.
(6) Es wäre mir unerträglich, bei der Arbeit als minderwertig oder unzulänglich dargestellt zu werden.	Arbeit ist nicht alles. Ich weiß auch ohne die Meinung der Kollegen, dass ich etwas wert bin.	Natürlich ist es unangenehm, kritisiert zu werden. Ich will es mir aber nicht so zu Herzen nehmen.
(7) Ich sollte in meinem Job unangenehme Situationen um jeden Preis vermeiden.	Unangenehme Situationen lassen sich nicht immer vermeiden. Trotzdem werde ich sie bewältigen.	Ich will mich bemühen, unangenehme Bedingungen meiner Arbeit künftig aktiver mitzugestalten.
(8) Wenn ich bei der Arbeit Nein sage oder etwas für mich tue, bin ich ein Egoist.	Allein durch Nein-Sagen ist man noch kein Egoist.	Ich muss ja nicht immer Nein sagen. Es soll aber auch mir erlaubt sein.

(9) Nur wenn ich absolut sicher bin, kann ich berufliche Entscheidungen treffen.	Absolute Sicherheiten gibt es nicht.	Im Bereich ... muss ich mir wirklich sicher sein, im Bereich ... weniger.
(10) Bei meiner Arbeit bin ich für alles verantwortlich.	Ich bin nicht für alles verantwortlich.	Für ... bin ich verantwortlich, für ... nicht.
(11) Ich muss besser sein als die anderen.	Ich bin nicht schlechter als die anderen und brauche auch nicht besser zu sein.	Ich möchte meine Arbeit so gut machen, wie es geht, und dabei möglichst besser sein als Kollege X.
(12) Ich muss immer 150 % geben, um bestehen zu können.	Kein Mensch kann auf Dauer 150 % geben. Mein Zusammenbruch kann nicht im Sinne meiner Arbeitsstelle sein.	Ich möchte mein Bestes geben und dennoch mit meinen Kräften haushalten.
(13) Ich darf meinen Kollegen/Vorgesetzten/Kunden gegenüber nie Nein sagen oder ihnen Probleme bereiten.	Ich kann es eh nicht ausschließen, irgendwann mal jemanden zu verletzen.	Ich bemühe mich, meinen Kollegen möglichst selten Probleme zu bereiten.
(14) Bei meiner Arbeit kann ich mich auf niemanden verlassen.	Auf Kollegen X kann ich mich sehr wohl verlassen.	Ich kann mich zumindest auf mich selbst verlassen.

Wir alle haben bestimmte Einstellungen (z. B. die Überzeugung, immer möglichst perfekt sein zu müssen), die uns für Stress empfänglich machen. Wenn ich der festen Überzeugung bin, dass ich mir keine Fehler erlauben darf, so werde ich in Anforderungssituationen häufiger und vor allem schneller unter Druck kommen. Übrigens: Genau dieser Druck erhöht wiederum die Wahrscheinlichkeit, tatsächlich Fehler zu machen. Wer Höchstleistungen erbringen will, muss locker bleiben! Jeder Leistungssportler weiß das. Nur wir und unsere inneren Antreiber scheinen noch nichts davon gehört zu haben! Wem kommen die Gedanken, die auf dem Arbeitsblatt 15: »Stressfördernde Einstellungen« aufgelistet sind, bekannt vor? Es handelt sich offensichtlich um Gedanken, die Druck und Stress erhöhen können, insbesondere wenn sie mit »C = trifft voll zu« bewertet werden. Welche Gedanken haben Sie mit »C = trifft voll zu« bewertet?

- *Was spricht für die Richtigkeit dieses Satzes?*
- *Wie geht es Ihnen, wenn Sie diesen Satz einmal (oder besser mehrfach) laut aussprechen?*
- *Was sind die Vorteile dieses Satzes?*
- *Worin liegen seine Gefahren und Nachteile?*
- *Kennen die anderen Teilnehmer diese Aussage?*
- *Was könnten Sie unternehmen, um die genannte Überzeugung zu überprüfen?*
- *Welchen hilfreichen Gedanken könnten Sie stattdessen formulieren?*

3. Positive Selbstgespräche

Positive Selbstgespräche können, wie erstmals Meichenbaum (1985) aufzeigte, kurzfristig Stress reduzieren. Anknüpfend an die vorausgegangene Übung sollen günstige Bewertungen in Stresssituationen angeregt werden. »Gezielte Umbewertungen«, »Selbstinstruktionen« und »Selbstermunterungen« bilden drei Aspekte hilfreicher Selbstgespräche, die an Beispielen verdeutlicht und von den Teilnehmern mit eigenen Formulierungen konkretisiert werden sollen. Selbstverständlich bedarf auch dieses Vorgehen weiterer Übung. Zur Verbesserung des Transfers in den Alltag können – je nach Zeitbudget – Rollenspiele unter Einsatz der erarbeiteten hilfreichen Sätze, Verhaltensexperimente in realen Stresssituationen, Imaginationsübungen oder das Schreiben von »Bewältigungskarten« (Vorderseite: negatives Selbstgespräch; Rückseite: hilfreiche Variante) durchgeführt oder zumindest angeregt werden.

Folie und Arbeitsblatt 17: »Positive Selbstgespräche« bereithalten, außerdem Flipchart oder Folienstift, um Beispielsätze festzuhalten. Die Gruppenleiterin erläutert das Konzept »Positive Selbstgespräche« und die auf dem Arbeitsblatt vorgestellten Beispiele. Anschließend werden diese von den Teilnehmern auf ihre eigene Situation bezogen und bewertet.

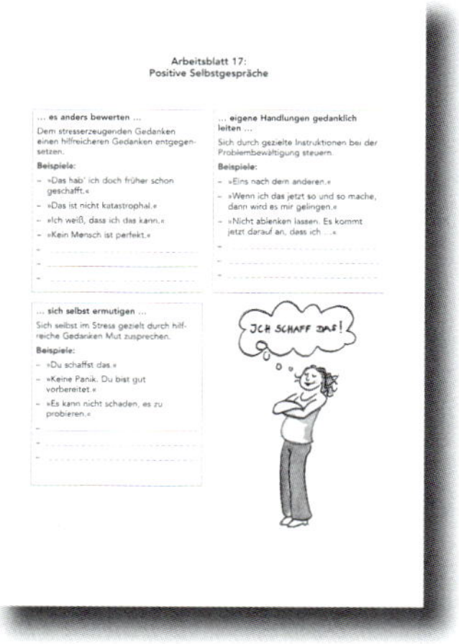
Arbeitsblatt 17:
Positive Selbstgespräche

... es anders bewerten ...
Dem stresserzeugenden Gedanken einen hilfreicheren Gedanken entgegensetzen.
Beispiele:
- »Das hab' ich doch früher schon geschafft.«
- »Das ist nicht katastrophal.«
- »Ich weiß, dass ich das kann.«
- »Kein Mensch ist perfekt.«

... eigene Handlungen gedanklich leiten ...
Sich durch gezielte Instruktionen bei der Problembewältigung steuern.
Beispiele:
- »Eins nach dem anderen.«
- »Wenn ich das jetzt so und so mache, dann wird es mir gelingen.«
- »Nicht ablenken lassen. Es kommt jetzt darauf an, dass ich ...«

... sich selbst ermutigen ...
Sich selbst im Stress gezielt durch hilfreiche Gedanken Mut zusprechen.
Beispiele:
- »Du schaffst das.«
- »Keine Panik. Du bist gut vorbereitet.«
- »Es kann nicht schaden, es zu probieren.«

Arbeitsblatt 17:
Positive Selbstgespräche

Die Gruppenleiterin stellt drei Möglichkeiten positiver Selbstgespräche anhand des Arbeitsblattes vor.

Welche hilfreichen Gedanken haben Sie bereits in Stresssituationen eingesetzt?

Die Gruppenleiterin sammelt die Beispiele der Teilnehmer, die dann ergänzend in das Arbeitsblatt eingetragen werden.

»… es anders bewerten …«
Manchmal bewerten wir alltägliche Belastungen als Katastrophe oder als persönliche Bedrohung und verfallen in Schwarz-Weiß-Denken. Gerade in solchen Situationen kann es hilfreich sein, den Realitätsgehalt dieser Gedanken zu hinterfragen. Beispiel: »Wenn ich mit dieser Arbeit heute nicht fertig werde, dann verliere ich meinen Job!« Ist das wirklich so? Vielleicht ist hier eine Umbewertung für das eigene Stressempfinden günstiger (z. B. »Ich versuche mein Bestes, andernfalls mache ich es morgen fertig.«).

»… eigene Handlungen gedanklich leiten …«
Gedanken in Stresssituationen können das eigene Vorgehen steuern. Gezielte Gedanken können helfen, nicht kopflos zu handeln. Beispiel: »Erst erledige ich A, dann erledige ich B, und dann schaue ich erst einmal weiter.«

»… sich selbst ermutigen …«
Gehen Sie unter Stress fürsorglich mit sich um? Oder setzen Sie sich gedanklich zusätzlich unter Druck, durch Gedanken wie »Jetzt schaffst Du das schon wieder nicht!«? Umgekehrt fördern Sie Ihre Leistungsfähigkeit, wenn Sie fürsorglich anstatt selbstabwertend mit sich umgehen. Diese Strategie praktizieren erfolgreiche Leistungssportler! Üben Sie Selbstermunterungen ein, zum Beispiel: »Es ist verständlich, dass Dich das stresst. Du wirst es schaffen, hab' Geduld mit Dir!«

Wie können Sie das jetzt, also noch während Ihres Aufenthaltes in der Klinik, üben?

Zur Transfersicherung in den Alltag können, auf konkrete Belastungssituationen bezogen, belastende und hilfreiche Kognitionen gegenübergestellt werden.

4. Zufriedenheitserlebnisse / Pausengestaltung

Ziel der »Euthymen Therapie« (Genusstherapie, vgl. Lutz, 2000) ist die ressourcenorientierte Förderung angenehmer Ausgleichserfahrungen. Anhand von »Genussregeln« (Arbeitsblatt 18: »Pausen- und Genussregeln«) können wichtige Vorausbedingungen angenehmer Erfahrungen, so auch erholsamer Pausen, erarbeitet werden. Die Förderung angemessenen Pausenverhaltens kann der Förderung von »Spontaner Erleichterung« (kurzfristige Stressbewältigungsstrategie) wie auch der Steigerung von »Zufriedenheitserlebnissen« (langfristige Stressbewältigungsstrategie) dienen. In diesem Kontext kann auch auf Fragen zum Thema Zeitmanagement (Arbeitsblatt 16: »Anregungen zur Zeitgestaltung«) eingegangen werden.

»Zeitmanagement« dient der langfristigen Stressbewältigung und Stressprävention. Nicht für alle Teilnehmer wird dieses Thema relevant sein; hilfreich ist es vor allem für diejenigen, deren Tätigkeit ein hohes Maß an Zeitautonomie beinhaltet. Im Rahmen von SBA ist es aus Zeitgründen erfahrungsgemäß nicht möglich, hierauf ausführlich einzugehen. Zumindest sollte kurz auf das Arbeitsblatt hingewiesen werden.

Folien zum Arbeitsblatt 18: »Pausen- und Genussregeln« und Arbeitsblatt 19: »Anregungen für Pausen und Ausgleich« sowie Flipcharts bereithalten.

Die Übung wird mit der Frage eingeleitet, was eine »angenehme Pause« ist und was eine als erholsam erlebte Pause ausmacht. Welche Bedingungen müssen hierfür erfüllt sein? Die Aspekte werden gesammelt und anhand von Arbeitsblatt 18: »Pausen- und Genussregeln« zusammengefasst. Es schließt sich eine Selbstbeobachtung als Hausübung an (vgl. Sitzungseinheit 5). Es folgt eine kurze Erläuterung der »Pausen- und Genussregeln« (im Sinne von Lutz, 2000).

(1) Genuss braucht Zeit

Es ist wichtig, sich feste Zeiten für angenehme Aktivitäten, bei der Arbeit wie auch nach der Arbeit, zu reservieren. So viel Zeit muss sein. Ohne dafür reservierte Zeit kein Genuss und keine Erholung.

(2) Genuss muss erlaubt sein

Manche Erziehungspraktiken verbieten Genuss geradezu, zum Beispiel »Erst die Arbeit, dann das Vergnügen« – wann ist man denn je fertig mit der Arbeit? Wenn Genuss grundsätzlich nicht erlaubt ist, hat man es schwer, angenehme Erfahrungen zu machen.

(3) Genuss geht nicht nebenbei

Auch auf angenehme Tätigkeiten muss man sich konzentrieren und sollte sich möglichst wenig ablenken lassen.

(4) Weniger ist mehr
Bei fast allen Genussmitteln ist das so: Das Optimum liegt im Bereich der »goldenen Mitte«, nicht »je mehr, desto besser«. Nach einem Glas Wein oder einer leckeren Pizza geht es einem gut. Nach einem Vielfachen davon sicher nicht. In etwa gilt das auch für geistige Genüsse – das Hören eines Musikstücks kann sehr genussvoll sein, das Hören von vielen Stunden Musik hintereinander hat wahrscheinlich nur noch wenig mit echtem Genuss zu tun!

(5) Genuss bedeutet: Aussuchen, was mir gut tut
Was dem Einzelnen angenehm ist, kann man nicht vorschreiben. Das muss jeder individuell für sich herausfinden. Oftmals sind gerade neue, unbekannte Aktivitäten und Eindrücke gute Gelegenheiten für Genuss, wie zum Beispiel ein neues Restaurant mit fremdländischer Küche oder eine neue Sportart ausprobieren.

(6) Genuss kann man nicht erzwingen
Manchmal kann man sich auch noch so bemühen und noch so angenehme Aktivitäten machen, es gefällt einem einfach nicht. Man kann aber seine Zeit so gestalten, dass Genuss wahrscheinlich wird. Man kann den Genuss »einladen«.

(7) Ohne Erfahrung kein Genuss
Der Genuss braucht geschärfte Sinne. In einem hektischen Alltag stumpfen diese Sinne leicht ab. Das Erleben von Genuss und Erholung erfordert entsprechende Erfahrungen. Man kann entweder einen Sinn isolieren (z. B. Musik wirklich aufmerksam hören) oder sehr viele Sinne gleichzeitig ansprechen (z. B. beim Waldspaziergang etwas körperlich empfinden, etwas hören, sehen und riechen).

(8) Genuss ist jeden Tag möglich
Jeden Tag ein bisschen. Es muss ja nicht viel sein. Eine Ruhephase pro Tag muss für jeden drin sein. Wenn nicht, dann ist mittelfristig die eigene Funktionstüchtigkeit gefährdet.

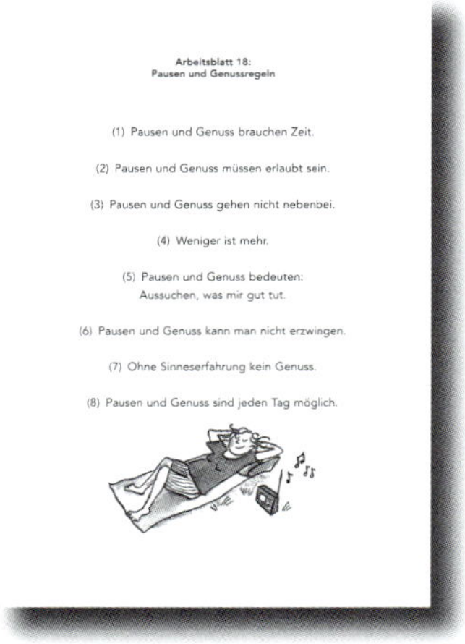
Arbeitsblatt 18:
Pausen und Genussregeln

(1) Pausen und Genuss brauchen Zeit.

(2) Pausen und Genuss müssen erlaubt sein.

(3) Pausen und Genuss gehen nicht nebenbei.

(4) Weniger ist mehr.

(5) Pausen und Genuss bedeuten:
Aussuchen, was mir gut tut.

(6) Pausen und Genuss kann man nicht erzwingen.

(7) Ohne Sinneserfahrung kein Genuss.

(8) Pausen und Genuss sind jeden Tag möglich.

Arbeitsblatt 18:
Pausen- und Genussregeln

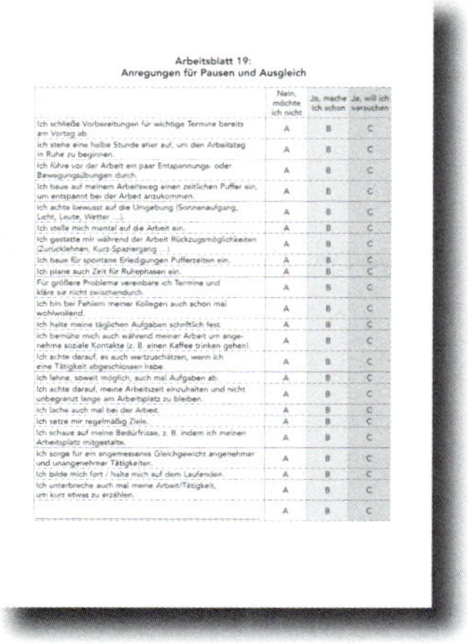
Arbeitsblatt 19:
Anregungen für Pausen und Ausgleich

	Nein, möchte ich nicht	Ja, mache ich schon	Ja, will ich versuchen
Ich schließe Vorbereitungen für wichtige Termine bereits am Vortag ab.	A	B	C
Ich stehe eine halbe Stunde eher auf, um den Arbeitstag in Ruhe zu beginnen.	A	B	C
Ich führe vor der Arbeit ein paar Entspannungs- oder Bewegungsübungen durch.	A	B	C
Ich baue auf meinem Arbeitsweg einen zeitlichen Puffer ein, um entspannt bei der Arbeit anzukommen.	A	B	C
Ich achte bewusst auf die Umgebung (Sonnenaufgang, Licht, Leute, Wetter ...).	A	B	C
Ich stelle mich mental auf die Arbeit ein.	A	B	C
Ich gestatte mir während der Arbeit Rückzugsmöglichkeiten (Zurücklehnen, Kurz-Spaziergang ...).	A	B	C
Ich baue für spontane Erledigungen Pufferzeiten ein.	A	B	C
Ich plane auch Zeit für Ruhephasen ein.	A	B	C
Für größere Probleme vereinbare ich Termine und kläre sie nicht zwischendurch.	A	B	C
Ich bin bei Fehlern meiner Kollegen auch schon mal wohlwollend.	A	B	C
Ich halte meine täglichen Aufgaben schriftlich fest.	A	B	C
Ich bemühe mich auch während meiner Arbeit um angenehme soziale Kontakte (z. B. einen Kaffee trinken gehen).	A	B	C
Ich achte darauf, es auch wertzuschätzen, wenn ich eine Tätigkeit abgeschlossen habe.	A	B	C
Ich lehne, soweit möglich, auch mal Aufgaben ab.	A	B	C
Ich achte darauf, meine Arbeitszeit einzuhalten und nicht unbegrenzt lange am Arbeitsplatz zu bleiben.	A	B	C
Ich lache auch mal bei der Arbeit.	A	B	C
Ich setze mir regelmäßig Ziele.	A	B	C
Ich schaue auf meine Bedürfnisse, z. B. indem ich meinen Arbeitsplatz mitgestalte.	A	B	C
Ich sorge für ein angemessenes Gleichgewicht angenehmer und unangenehmer Tätigkeiten.	A	B	C
Ich bilde mich fort / halte mich auf dem Laufenden.	A	B	C
Ich unterbreche auch mal meine Arbeit/Tätigkeit, um kurz etwas zu erzählen.	A	B	C
	A	B	C

Arbeitsblatt 19: Anregungen für Pausen und Ausgleich

Wir wollen uns nun den Möglichkeiten zuwenden, auch am Arbeitsplatz angenehme Erfahrungen zu haben. Häufig sind Freizeit, Pausen und Minuten der Besinnung das Erste, was unter Stress vernachlässigt wird. Dabei ist dieser Ausgleich durch kurzes »Abschalten« gerade zum Erhalt der Arbeitsfähigkeit sehr wichtig.

Wenn Sie etwas genießen wollen, wenn Sie es sich einen Moment lang gut gehen lassen wollen: Was sind die Voraussetzungen dafür? Nach welchen »Regeln« erfolgt das Erleben von Genuss und Erholung?

Die Gruppenleiterin fasst die Aussagen der Teilnehmer am Flipchart zusammen. Anschließend kann anhand der Folie zum Arbeitsblatt 18: »Pausen- und Genussregeln« ergänzt werden.

Schön und gut, wird mancher sagen, aber wie soll ich das bei meinem Job schaffen? Zugegebenermaßen ist es nicht leicht. Aber es ist wichtig, und es gibt fast immer Möglichkeiten oder Nischen, die Sie vielleicht bislang übersehen haben. Die folgende Auflistung gibt hierzu einige Anregungen.

Auf Arbeitsblatt 19: »Anregungen für Pausen und Ausgleich« hinweisen.

Als Hausübung könnten Sie dies durchlesen und Ihre eigene Pausengestaltung und Nutzung der Freizeit zu Hause planen. Besonders wichtig und Erfolg versprechend ist es, wenn Sie gezielt neue, bislang noch nicht praktizierte Aktivitäten in Ihren Plan aufnehmen.

5. Hausübung: Selbstbeobachtung eigenen Pausenverhaltens

5

Ziel der Hausübung ist die Sensibilisierung für persönliche Bedürfnisse der Pausengestaltung und die Erweiterung des Verhaltensrepertoires zum Belastungsausgleich.

Folie und Arbeitsblatt 18: »Pausen- und Genussregeln«, Arbeitsblatt 19: »Anregungen für Pausen und Ausgleich« und Arbeitsblatt 20: »Selbstbeobachtung Pausenverhalten« bereithalten. Die Gruppenleiterin stellt die Aufgabe, erläutert das Selbstbeobachtungsprotokoll und klärt zur Vorbereitung der Hausübung Ideen für mögliche Verhaltensübungen bis zur nächsten Sitzung.

Bei der Durchführung sollte auf den konkreten Alltagsbezug geachtet werden (»Ich werde morgen nach dem Mittagessen noch einen Spaziergang durch den Park unternehmen« statt: »Ich gehe mal mit Mitpatienten Kaffee trinken, aber das geht zu Hause eh' nicht.«). Die Teilnehmer sollen ihr Pausenverhalten beobachten und konkrete Veränderungsziele identifizieren, die sie zukünftig vorrangig anstreben (z. B. eine Kurzpause am Vormittag). Auch wenn der Klinikalltag nur bedingt mit dem Arbeitsalltag vergleichbar ist, so besteht auch hier ein regelmäßiger (und vielfach ausgesprochen voller!) Tagesablauf. Entsprechend gibt es auch in der Klinik Pausen, die für Verhaltensübungen genutzt werden können.

Ihr Auftrag für die nächste Sitzung ist schlicht und gar nicht einfach: Genießen Sie! Wie können Sie Pausen – etwa zwischen zwei Therapiesitzungen – dazu nutzen, angenehme Erfahrungen zu machen? Wovon hängt es ab, ob Sie sich zwischen zwei Veranstaltungen erholen? Experimentieren Sie und nutzen Sie dazu die Anregungen und Materialien der heutigen Sitzung.

Bitte protokollieren Sie bis zur nächsten Sitzung mindestens drei Pausenerfahrungen auf dem Arbeitsblatt. Bitten schreiben Sie nicht einfach auf, was Sie sowieso immer tun, wie »Kaffeetrinken mit Mitpatienten«. Nutzen Sie die Gelegenheit, gezielt etwas Neues auszuprobieren, am besten etwas, was Ihnen auch im Arbeitsalltag nützlich sein kann.

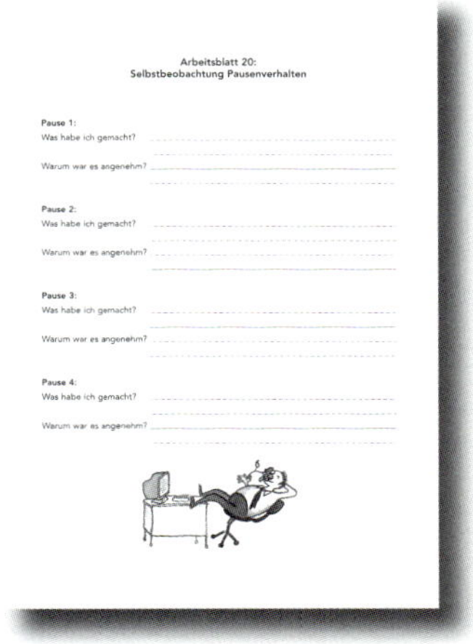

Arbeitsblatt 20: Sebstbeobachtung Pausenverhalten

Zur Anregung können folgende Fragen hilfreich sein:

- *Was brauchen Sie, um sich wohl zu fühlen?*
- *Wie sahen Ihre Pausen bisher aus?*
- *Welchen Unterschied macht es für Sie, wenn Sie eine Pause gemacht haben?*
- *Wollen Sie eher aktive oder eher ruhige Pausen machen?*
- *Wie werden Sie sich erinnern, Pausen zu machen? (Klebepunkt auf dem Bildschirm …)*

6. Abschluss / Rückmeldung

Die Gruppeninhalte werden kurz zusammengefasst. Abschließend wird nochmals zur Umsetzung der erarbeiteten Strategien motiviert.

Welche Anregungen waren in der heutigen Sitzung für Sie hilfreich? Haben Sie noch Fragen?

7. Sitzung
Individuelle Ressourcen und berufliche Neuorientierung

Materialien

Gruppenleiterin	Teilnehmer	Praxis
• Overhead-Folien 1, 14, 18–27	• Arbeitsblätter 18–27	• Flipchart + Stifte
• Anwesenheitsliste	• Namensschilder	• Overhead-Projektor
	• Papier und Stifte	

Arbeitsblatt 1: »Gliederung der SBA«
Arbeitsblatt 18: »Pausen- und Genussregeln«
Arbeitsblatt 19: »Anregungen für Pausen und Ausgleich«
Arbeitsblatt 20: »Selbstbeobachtung Pausenverhalten«
Arbeitsblatt 21: »Meine beruflichen Stärken und Qualifikationen«
Arbeitsblatt 22: »Bewerbungspyramide«
Arbeitsblatt 23: »Stellenangebote«
Arbeitsblatt 24: »Bewerbungsmappe«
Arbeitsblatt 25: »Vorstellungsgespräch«
Arbeitsblatt 26: »Schwierige Aspekte der Bewerbung«
Arbeitsblatt 27: »Beispiel-Lebenslauf«

Ziele der Sitzung

→ Die Teilnehmer geben Rückmeldungen über ihre Pausengestaltung seit der letzten Sitzung (Hausübung zur Transfersicherung).
→ In Hinblick auf den bevorstehenden beruflichen Wiedereinstieg werden individuelle berufliche Stärken identifiziert und davon ausgehend Perspektiven für den Arbeitsalltag erarbeitet.
→ Als Hausübung bereiten Gruppenteilnehmer, die arbeitslos sind oder aus anderen Gründen eine berufliche Neuorientierung anstreben, ihre Bewerbung vor und sichten die diesbezüglichen Arbeitsblätter 21–27.

Überblick über die Sitzung

1. Begrüßung	
2. Rückmeldung zur Hausübung: Pausengestaltung	20 Min.
3. Berufliche Stärken	60 Min.
4. Hausübung: Vorbereitung für Bewerbungsgespräche	5 Min.
5. Abschluss/Rückmeldung	5 Min.
	90 Min.

1. Begrüßung

Die Gruppenleiterin begrüßt alle Teilnehmer und überprüft die Anwesenheit. Die Inhalte der vergangenen Sitzung werden zusammengefasst und ein Ausblick auf die 7. Sitzung gegeben.

Die Folie Arbeitsblatt 1: »Gliederung der SBA« bereithalten.

In der heutigen Sitzung wollen wir die Frage, wie und mit welchen Strategien Sie Ihre Arbeit am besten bewältigen können, vertiefen und uns damit dem vielleicht wichtigsten Thema der SBA-Gruppe zuwenden: Ihren beruflichen Perspektiven! Für einige von Ihnen werden diese mit einer Neuorientierung und damit auch mit Bewerbungen verbunden sein.

Die Folie Arbeitsblatt 1: »Gliederung der SBA« auflegen.

In der heutigen Sitzung wollen wir einen Blick nach vorn richten, insbesondere auf Ihre Stärken, die Ihnen in Zukunft die Bewältigung Ihres Arbeitsalltags erleichtern können.

2. Rückmeldung zur Hausübung: Pausengestaltung

Ziel dieser Sitzungseinheit ist die Besprechung der Hausübung zur Förderung von Pausen- und Genussverhalten. Neben der Identifikation persönlicher Bedürfnisse an Pausen soll ein angemessenes, diese Bedürfnisse berücksichtigendes Pausenverhalten im Arbeitsalltag (vgl. Sitzung 6, Sitzungseinheit 5) gefördert werden.

Folie Arbeitsblatt 20: »Selbstbeobachtung Pausenverhalten« auflegen. Die Teilnehmer stellen der Reihe nach vor, wie sie seit der letzten Sitzung ihre Pausen gestaltet haben und was ihnen dabei angenehm war. Im Rahmen der eingehenden Besprechung soll das Verständnis für eigene Pausen-Bedürfnisse und Ausgleichsaktivitäten gefördert werden.

Beispiel: Bei sitzender Bildschirmtätigkeit kann eine körperlich aktive Pause angemessen sein, entsprechend kann bei sozial isolierter Tätigkeit durchaus eine Pause in Gesellschaft ausgleichend wirken. Bei einer Tätigkeit mit intensivem Kundenkontakt liegen kontemplative, alleine verbrachte Pausen nahe. Wurden entsprechende alternative Pausengestaltungen ausprobiert? Wie haben die Teilnehmer diese Pausen erlebt?

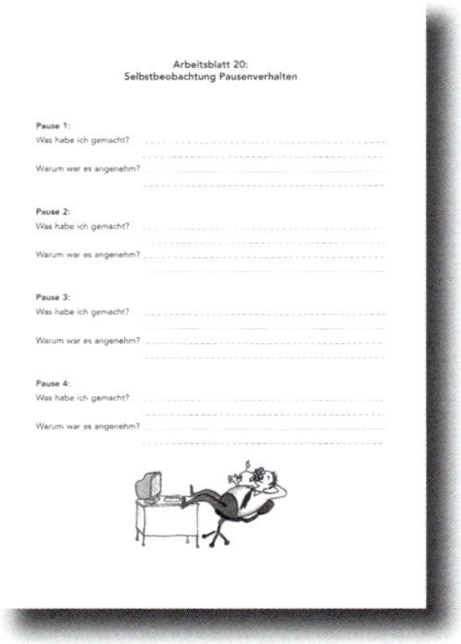
Arbeitsblatt 20:
Selbstbeobachtung Pausenverhalten

Pause 1:
Was habe ich gemacht?
Warum war es angenehm?

Pause 2:
Was habe ich gemacht?
Warum war es angenehm?

Pause 3:
Was habe ich gemacht?
Warum war es angenehm?

Pause 4:
Was habe ich gemacht?
Warum war es angenehm?

Arbeitsblatt 20: Selbstbeobachtung Pausenverhalten

Dabei sollte zu weiteren Verhaltensübungen angeregt werden (vgl. hierzu auch Arbeitsblatt 19: »Anregungen für Pausen und Ausgleich«). Jedem Teilnehmer wird nochmals nahe gelegt, sich für zwei bis drei bislang nicht praktizierte Möglichkeiten der Pausengestaltung zu entscheiden und sich zu einer Umsetzung im Arbeitsalltag zu verpflichten.

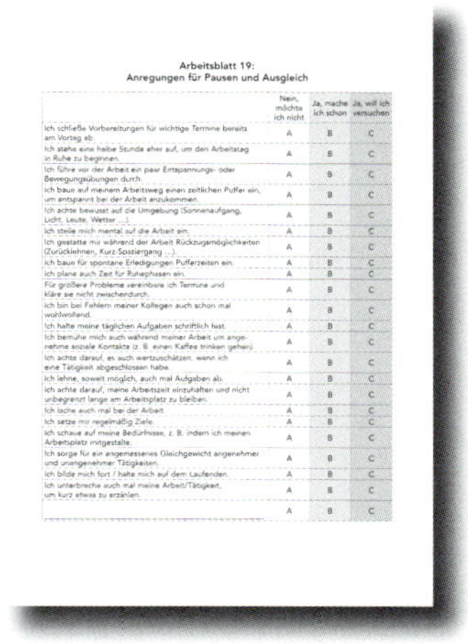
Arbeitsblatt 19:
Anregungen für Pausen und Ausgleich

	Nein, möchte ich nicht	Ja, mache ich schon	Ja, will ich versuchen
Ich schließe Vorbereitungen für wichtige Termine bereits am Vortag ab.	A	B	C
Ich stehe eine halbe Stunde eher auf, um den Arbeitstag in Ruhe zu beginnen.	A	B	C
Ich führe vor der Arbeit ein paar Entspannungs- oder Bewegungsübungen durch.	A	B	C
Ich baue auf meinem Arbeitsweg einen zeitlichen Puffer ein, um entspannt bei der Arbeit anzukommen.	A	B	C
Ich achte bewusst auf die Umgebung (Sonnenaufgang, Licht, Leute, Wetter …).	A	B	C
Ich stelle mich mental auf die Arbeit ein.	A	B	C
Ich gestatte mir während der Arbeit Rückzugsmöglichkeiten (Zurücklehnen, Kurz-Spaziergang …).	A	B	C
Ich baue für spontane Erledigungen Pufferzeiten ein.	A	B	C
Ich plane auch Zeit für Ruhephasen ein.	A	B	C
Für größere Probleme vereinbare ich Termine und kläre sie nicht zwischendurch.	A	B	C
Ich bin bei Fehlern meiner Kollegen auch schon mal wohlwollend.	A	B	C
Ich halte meine täglichen Aufgaben schriftlich fest.	A	B	C
Ich bemühe mich auch während meiner Arbeit um angenehme soziale Kontakte (z. B. einen Kaffee trinken gehen).	A	B	C
Ich achte darauf, es auch wertzuschätzen, wenn ich eine Tätigkeit abgeschlossen habe.	A	B	C
Ich lehne, soweit möglich, auch mal Aufgaben ab.	A	B	C
Ich achte darauf, meine Arbeitszeit einzuhalten und nicht unbegrenzt lange am Arbeitsplatz zu bleiben.	A	B	C
Ich lache auch mal bei der Arbeit.	A	B	C
Ich setze mir regelmäßig Ziele.	A	B	C
Ich schaue auf meine Bedürfnisse, z. B. indem ich meinen Arbeitsplatz mitgestalte.	A	B	C
Ich sorge für ein angemessenes Gleichgewicht angenehmer und unangenehmer Tätigkeiten.	A	B	C
Ich bilde mich fort / halte mich auf dem Laufenden.	A	B	C
Ich unterbreche auch mal meine Arbeit/Tätigkeit, um kurz etwas zu erzählen.	A	B	C
	A	B	C

Arbeitsblatt 19: Anregungen für Pausen und Ausgleich

Beispiel: Ein Teilnehmer nimmt sich vor, in den ersten drei Wochen nach dem stationären Klinikaufenthalt zweimal in der Woche in der Mittagspause eine Runde durch den nahegelegenen Park zu gehen, anstatt am Schreibtisch sitzen zu bleiben und bei einem Pausenbrot E-Mails zu beantworten. Dies nimmt er sich jeweils für dienstags und donnerstags vor, an Tagen, an denen es ihm aufgrund seiner Arbeitsabläufe am besten gelingen kann. Er wird seine Absicht sowohl seiner Ehefrau als auch zwei ihm nahestehenden Kollegen mitteilen. So wird die Verbindlichkeit seiner Veränderungsabsicht erhöht.

Die Gruppenleiterin achtet darauf, dass die Ziele positiv und ausreichend konkret formuliert werden. Die alternativen Pausen sollte für den Teilnehmer praktisch auch umsetzbar und nicht zuletzt auch hinreichend attraktiv sein, also zugleich herausfordernd und motivierend wirken.

Sie haben im Anschluss an die letzte Sitzung beobachtet, wie Sie Ihre Pausen gestalten. Vielleicht haben Sie dabei auch Pausen einmal anders gemacht und beispielsweise zum Ausgleich etwas unternommen, was Sie sonst nicht getan haben.

- *Was haben Sie an Ausgleichsaktivitäten unternommen?*
- *Was war Ihnen dabei angenehm – und welche Konsequenzen könnten sich daraus für Ihre künftige Pausengestaltung ergeben?*
- *Was gefällt Ihnen bei den Pausen, wie Sie sie bislang machten, nicht – welche Alternativen haben Sie?*
- *Stimmen Ihre eigene Erfahrungen mit den besprochenen »Pausen- und Genussregeln« überein?*
- *Was nehmen Sie sich für Ihre Pausen in Ihrem zukünftigen Arbeitsalltag vor?*
- *Wie können wir sicherstellen, dass Ihnen dies auch gelingt?*

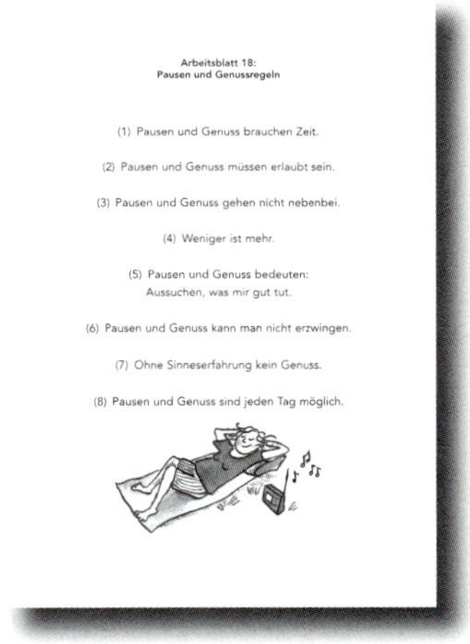
Arbeitsblatt 18:
Pausen und Genussregeln

(1) Pausen und Genuss brauchen Zeit.

(2) Pausen und Genuss müssen erlaubt sein.

(3) Pausen und Genuss gehen nicht nebenbei.

(4) Weniger ist mehr.

(5) Pausen und Genuss bedeuten:
Aussuchen, was mir gut tut.

(6) Pausen und Genuss kann man nicht erzwingen.

(7) Ohne Sinneserfahrung kein Genuss.

(8) Pausen und Genuss sind jeden Tag möglich.

Arbeitsblatt 18: Pausen- und Genussregeln

3. Berufliche Stärken

Ziel dieser Sitzungseinheit ist es, sich die eigenen beruflichen Stärken bewusst zu machen. Ein gesundes Selbstbewusstsein dieser Art ist besonders wichtig, wenn es um die Klärung der beruflichen Perspektiven geht. In einer Übung gilt es, die eigenen beruflichen Stärken vor anderen zu formulieren und zu erläutern. Hiermit werden Fertigkeiten geübt, die beispielsweise bei Bewerbungsgesprächen unabdingbar sind.

Die Teilnehmer erhalten Arbeitsblatt 21: »Meine beruflichen Stärken und Qualifikationen« und bearbeiten das Arbeitsblatt für etwa zehn Minuten. Teilnehmer, die gegenwärtig keine Arbeitsstelle haben, beziehen sich bei der ersten Frage (»I. Mein Beruf erfordert ...«) auf die Anforderungen der angestrebten Arbeitsstelle.

Es folgt eine Erläuterung der Abschnitte auf dem Arbeitsblatt 21: »Meine beruflichen Stärken und Qualifikationen«.

I. Mein Beruf erfordert:
Hier sollten Anforderungen der eigenen Arbeitsstelle formuliert werden, wie sie sich beispielsweise bei Stellenausschreibungen als »Anforderungsprofil« finden.

Beispiel: »Meine Tätigkeit als Altenpflegerin verlangt eine hohe emotionale Belastbarkeit. Ich habe intensiven Kontakt zu den alten Menschen und ihren Angehörigen. Außerdem ist die Arbeit körperlich anstrengend. Zudem gibt es aufgrund der Schichten unregelmäßige Arbeitszeiten.«

II. Ich kann in meinem Beruf gut:
Hier werden eigene Stärken und Fähigkeiten, Neigungen und Interessen, Begabungen und Qualifikationen eingetragen.

Beispiel: »Im Grunde arbeite ich gerne mit anderen Menschen. Es ist mir wichtig, bei der Arbeit in Kontakt mit anderen Menschen zu kommen und eine soziale Tätigkeit auszuüben. Ich habe ein starkes Durchhaltevermögen. Durch meine mittlere Reife und die abgeschlossene Ausbildung gehöre ich unter meinen Kolleginnen zu den besser Ausgebildeten.«

III. So möchte ich zukünftig meine Stärken in meiner Arbeit einbringen:
Hier können berufliche Perspektiven formuliert werden. Dabei kann auf die oben reflektierten Stärken/Ressourcen Bezug genommen werden.

Beispiel: »Um nicht ausschließlich in der Pflege arbeiten zu müssen, kann ich mir mittelfristig vorstellen, organisatorische Funktionen zu übernehmen. Zu diesem Zweck muss ich noch eine Computerschulung absolvieren.«

Mehrere Teilnehmer tragen ihre Antworten vor. Hierzu sollte der Kreis geöffnet und eine Art Bühne gebildet werden. Nach Wunsch der Teilnehmer erfolgt dann eine gegenseitige Rückmelderunde mit *ausschließlich positiven* Rückmeldungen zu den persönlichen Stärken. Um berufliche Schwächen sollte es an dieser Stelle ausdrücklich nicht gehen und entsprechende Hinweise sollten höflich, aber dezidiert unterbrochen werden:

Über unsere Schwächen haben wir schon an anderer Stelle ausführlich gesprochen ..., merken Sie, wie schwer es mitunter fällt, positive Seiten zu sehen? Eben das sollten wir jetzt üben.

Das Potenzial dieser Runde liegt darin, dass sich die Teilnehmer in der Wahrnehmung ihrer Stärken und der Entwicklung beruflicher Perspektiven gegenseitig unterstützen können, persönlicher und emotionaler als Therapeuten dies üblicherweise möglich ist. Je nach Gruppenkohäsion und Gruppengröße kann dabei auf die einzelnen Teilnehmer unterschiedlich intensiv eingegangen werden.

Bei der Durchführung dieser Übung ist zu beachten, dass der öffentliche Vortrag eigener Stärken insbesondere bei Teilnehmern mit sozialen Ängsten und niedrigem Selbstwertgefühl Expositionscharakter haben kann. Das Aussprechen eigener Stärken und das Annehmen von Lob und Komplimenten, weil konträr zu langjährig etablierten negativen Selbst-Schemata, kann durchaus beunruhigend sein und mit intensiven Angst- und Anspannungsreaktionen einhergehen. Dies ist therapeutisch zwar grundsätzlich erwünscht, entsprechende Schwierigkeiten sollten aber behutsam validiert und die Sinnhaftigkeit entsprechender Expositionen verständlich gemacht werden. Da hierfür ein annehmendes Gruppenklima erforderlich ist, wird diese Übung erst in der 7. Gruppensitzung durchgeführt. Die Teilnahme an der Übung bleibt selbstverständlich freiwillig.

Auf welche Fertigkeiten und Kompetenzen können Sie bei Ihrer Arbeit zurückgreifen? Was können Sie gut? Was zeichnet Sie in Ihrem Beruf aus, wo liegen Ihre Stärken? Es soll hierbei ausschließlich um Ihre Stärken gehen. Das, was im Augenblick nicht so gut gelingt, wurde ja bereits an anderer Stelle ausführlich besprochen. Bitte beantworten Sie hierzu die Fragen auf Arbeitsblatt 21: »Meine beruflichen Stärken und Qualifikationen«.

- *Welche Ihrer Fähigkeiten passen zu den genannten beruflichen Anforderungen?*
- *Was haben Sie in der Vergangenheit unternommen, um Ihre Fähigkeiten weiter auszubauen?*
- *Wie ging es Ihnen während Ihrer Vorstellung?*
- *Haben Sie den Eindruck, dass Sie Ihre Stärken angemessen vermittelt haben?*
- *Haben die anderen Teilnehmer diese Stärken von Frau X/Herrn Y auch in der Gruppe feststellen können? Haben Sie den Eindruck, dass Frau X/Herr Y noch weitere Qualitäten hat, die sie/er noch nicht erwähnt hat?*

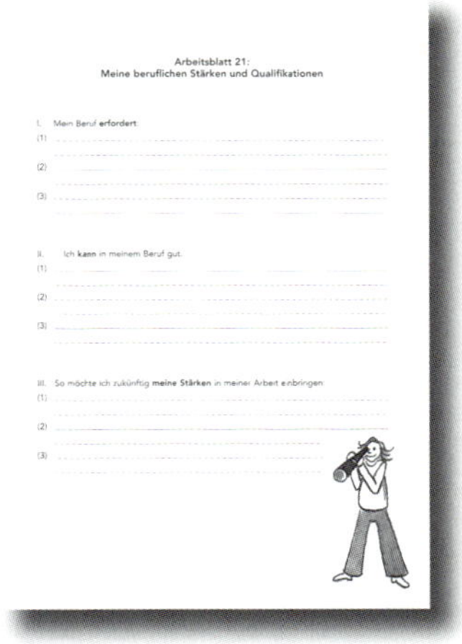
Arbeitsblatt 21:
Meine beruflichen Stärken und Qualifikationen

I. Mein Beruf **erfordert**:
(1)
(2)
(3)

II. Ich **kann** in meinem Beruf gut:
(1)
(2)
(3)

III. So möchte ich zukünftig **meine Stärken** in meiner Arbeit einbringen:
(1)
(2)
(3)

Arbeitsblatt 21: Meine beruflichen Stärken und Qualifikationen

Informationen, die in den vorausgegangenen Sitzungen von den Teilnehmern über ihre beruflichen Fähigkeiten gegeben wurden, können hier für Rückmeldungen weiterer Stärken genutzt werden. Zudem kann die Gruppenleiterin auf persönliche Stärken der Teilnehmer hinweisen, die in der Gruppeninteraktion deutlich wurden (z. B. Zuverlässigkeit, Sensibilität, Fähigkeit zum Ausgleich).

4. Hausübung: Vorbereitung für Bewerbungsgespräche

5

Zur Vorbereitung auf die kommende Sitzung, in der für einige Teilnehmer das Thema »Bewerbungen« angeboten wird, wird von der Gruppenleiterin erfragt, wer hieran Interesse hat. Die Thematik ist mutmaßlich nicht für alle Teilnehmer relevant. Entsprechend soll in der folgenden Sitzung die Gruppe aufgeteilt werden: Parallel zur Sitzungseinheit »Bewerbungen«, an der sich idealerweise auch sozialtherapeutisch ausgebildete Mitarbeiter beteiligen, wird für Teilnehmer, die nicht von Bewerbungen betroffen sind, ein alternatives Gruppenprogramm angeboten. Die an Bewerbungen interessierten Teilnehmer bereiten dies im Rahmen der Hausübung für die 8. Sitzung vor. Angesichts der Sammlung der Gruppenanliegen (vgl. Sitzung 1) wird zumeist frühzeitig deutlich, welche Teilnehmer potenziell für die Sitzungseinheit »Bewerbungen« infrage kommen.

Die Gruppenleiterin stellt fest, wer in der folgenden Sitzung an der Sitzungseinheit »Bewerbungen« teilnehmen wird. Sollte eine Teilung der Gruppe in der achten Sitzung aus personellen und/oder praktischen Gründen nicht möglich sein, muss abgewogen werden, ob die betreffenden Teilnehmer an alternative Beratungsangebote zum Bewerbungsthema verwiesen werden und die Gruppe gemeinsam wichtige Themen aus den vorangegangenen Sitzungen vertieft. Alternativ kann das Thema »Bewerbungsgespräche« zur Intensivierung und Übung eines selbstbewussten Umganges mit den eigenen beruflichen Stärken zum Thema für die Gesamtgruppe gemacht werden.

Die Teilnehmer der Bewerbungseinheit lesen als Hausübung Arbeitsblatt 22: »Bewerbungspyramide« bis Arbeitsblatt 27: »Beispiel-Lebenslauf«.

In der nächsten Sitzung besteht die Möglichkeit, uns mit dem Thema der Bewerbungen zu beschäftigen. Gerade bei Arbeitslosigkeit und bei chronischen psychosomatischen Beschwerden mit einer Gefährdung der Arbeitsstelle kann dies wichtig sein. Wer wird sich in der nächsten Zeit bewerben?

Diejenigen, die Interesse am Thema Bewerbungen haben, werden gebeten, die Unterlagen bis zur kommenden Sitzung durchzulesen. Wir werden die Gruppe teilen; diejenigen, bei denen keine Bewerbungen anstehen, sollten sich überlegen, welche Anliegen sie noch bezüglich unseres Themas »Stressbewältigung am Arbeitsplatz« haben.

5. Abschluss / Rückmeldung

Die Gruppeninhalte werden kurz zusammengefasst und gegebenenfalls noch offene Fragen, insbesondere zum Ablauf der folgenden und abschließenden Gruppensitzung, beantwortet.

Welche Anregungen nehmen Sie aus dieser Sitzung mit? Gibt es Fragen?

8. Sitzung
Abschlusssitzung: Bewerbungstraining oder Vertiefung relevanter SBA-Themen

Materialien

Gruppenleiterin
- Overhead-Folien 1, 22–27
- Anwesenheitsliste

Teilnehmer
- Arbeitsblätter 22–27
- Namensschilder
- Papier und Stifte

Praxis
- Flipchart + Stifte
- Overhead-Projektor

Arbeitsblatt 1: »Gliederung der SBA«
Arbeitsblatt 22: »Bewerbungspyramide«
Arbeitsblatt 23: »Stellenangebote«
Arbeitsblatt 24: »Bewerbungsmappe«
Arbeitsblatt 25: »Vorstellungsgespräch«
Arbeitsblatt 26: »Schwierige Aspekte der Bewerbung«
Arbeitsblatt 27: »Beispiel-Lebenslauf«

Ziele der Sitzung

Teilgruppe A: Bewerbungstraining
- → Die Teilnehmer lernen die Phasen einer Bewerbung kennen und beziehen diese auf ihre eigene Arbeitssituation.
- → Die Teilnehmer erhalten Informationsmaterial und tauschen sich über die Gestaltung der einzelnen Bewerbungsphasen aus.
- → Die Teilnehmer diskutieren Möglichkeiten zum Umgang mit problematischen Aspekten ihres Lebenslaufs (Ausfallzeiten, Offenlegung von Diagnosen etc.).
- → Die Teilnehmer üben Bewerbungsgespräche, insbesondere den Umgang mit den »dunklen Punkten« der eigenen beruflichen Biographie.

Teilgruppe B: Vertiefung relevanter SBA-Themen
- → Die Teilnehmer bilanzieren wichtige SBA-Inhalte und haben die Gelegenheit, in Rollenspielen weitere berufliche Konfliktsituationen zu bearbeiten. Alternativ kann eine »Phantasiereise durch die Berufswelt« unternommen werden.

Gemeinsamer SBA-Abschluss beider Teilgruppen
- → Es wird nochmals auf die zentralen SBA-Themen hingewiesen. Die Teilnehmer formulieren persönliche Transferziele und geeignete Strategien.

Überblick über die Sitzung

Teilgruppe A: Bewerbungstraining	
1. Begrüßung	
2. Gezieltes Vorgehen bei Bewerbungen	15 Min.
3. Umgang mit schwierigen Aspekten und »dunklen biographischen Punkten« in der Bewerbung	15 Min.
4. Vorstellungsgespräch	45 Min.
Teilgruppe B: Vertiefung relevanter SBA-Themen	
Alternativprogramm: Vertiefung von ausgewählten beruflichen Problemthemen	75 Min.
5. Gemeinsamer Abschluss der SBA-Gruppe	15 Min.
	90 Min.

Teilgruppe A: Bewerbungstraining

Die Inhalte dieses Programms wenden sich ausschließlich an Teilnehmer, die zumindest mittelfristig beabsichtigen oder gezwungen sind, sich um eine neue Arbeitsstelle zu bewerben. Die Teilnahme wurde bereits in der vorausgehenden Sitzung geklärt (vgl. Sitzung 7, Sitzungseinheit 4). Alle anderen Gruppenteilnehmer nehmen an der Teilgruppe B teil.

Für die beiden Teilgruppen sind zwei Gruppenräume und eine zweite Gruppenleiterin erforderlich. Wenn nur eine Gruppenleiterin zur Verfügung steht, muss eventuell ein Zusatztermin eingeplant werden. Die Hinzunahme von sozialtherapeutisch geschulten Kollegen zur SBA-Teilgruppe »Bewerbungstraining« hat sich, etwa wenn juristische oder Fragen nach unterstützenden Institutionen aufgeworfen wurden, vielfach bewährt.

1. Begrüßung

Zu Beginn der Gruppensitzung begrüßt die Gruppenleiterin die Teilnehmer, überprüft die Anwesenheit und gibt einen Ausblick auf die folgende Gruppensitzung.

Die Folie Arbeitsblatt 1: »Gliederung der SBA« wird aufgelegt.

Sie haben sich dafür entschieden, sich eingehender mit dem Thema Bewerbungen und Bewerbungsgesprächen auseinanderzusetzen. Für viele von Ihnen stehen in nächster Zeit Bewerbungen an. Auch wenn Sie sich in der Vergangenheit schon einmal erfolgreich um eine Stelle beworben haben, so ist die aktuelle Situation für Sie vermutlich ganz anders und schwieriger. Insofern möchten wir mit Ihnen heute insbesondere auch den Umgang mit Information zu Ihrer Erkrankung und mit »dunklen Punkten« Ihrer Biographie besprechen und hierzu Anregungen geben. Folgende Themen stehen auf dem Programm:

- *Wie können Sie bei Bewerbungen gezielt und damit möglichst effektiv vorgehen?*
- *Welche Möglichkeiten haben Sie, den Verlauf eines Vorstellungsgespräches positiv zu beeinflussen?*
- *Wie können Sie mit problematischen Aspekten, etwa Ausfallzeiten im Lebenslauf, umgehen?*

2. Gezieltes Vorgehen bei Bewerbungen

Im Rahmen dieser Sitzungseinheit werden Information über sinnvolle Schritte im Bewerbungsprozess vermittelt und hilfreiche Materialien ausgeteilt. Die dabei vorgestellten Phasen der Bewerbung und die »Bewerbungspyramide« orientieren sich an den Konzepten etablierter Ratgeberwerke (z. B. Hesse u. Schrader, 2005).

Im Folgenden werden die Phasen einer Bewerbung kurz dargestellt (vgl. Arbeitsblatt 22: »Bewerbungspyramide«).

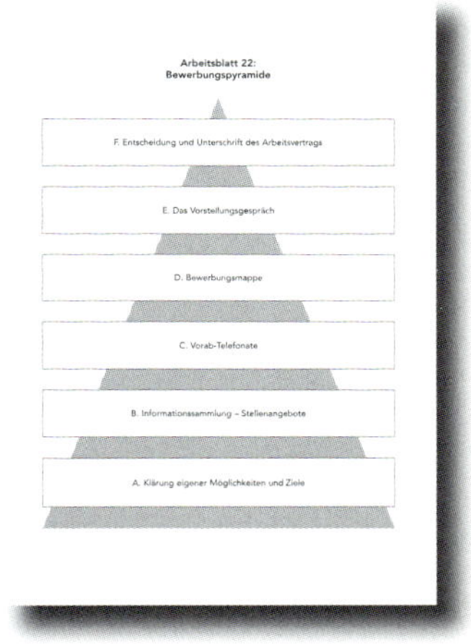

Arbeitsblatt 22:
Bewerbungspyramide

F. Entscheidung und Unterschrift des Arbeitsvertrags

E. Das Vorstellungsgespräch

D. Bewerbungsmappe

C. Vorab-Telefonate

B. Informationssammlung – Stellenangebote

A. Klärung eigener Möglichkeiten und Ziele

Arbeitsblatt 22: Bewerbungspyramide

A. Klärung eigener Möglichkeiten und Ziele

Ganz am Anfang steht die Klärung der eigenen Situation.

Was können Sie beruflich gut, und was streben Sie beruflich an? Welche Schwerpunkte möchten Sie in Ihrer beruflichen Laufbahn setzen? Hiermit haben wir uns in der letzten Sitzung beschäftigt.

B. Informationssammlung – Stellenangebote

Wo finden Sie passende Stellenangebote, wo könnten Sie sich bewerben?

In diesem Schritt grenzt der Bewerber das Feld möglicher Stellenangebote ein und geht daraufhin die relevanten Quellen (Agentur für Arbeit, Zeitungen, Internetforen etc.) durch (vgl. Arbeitsblatt 23: »Stellenangebote«).

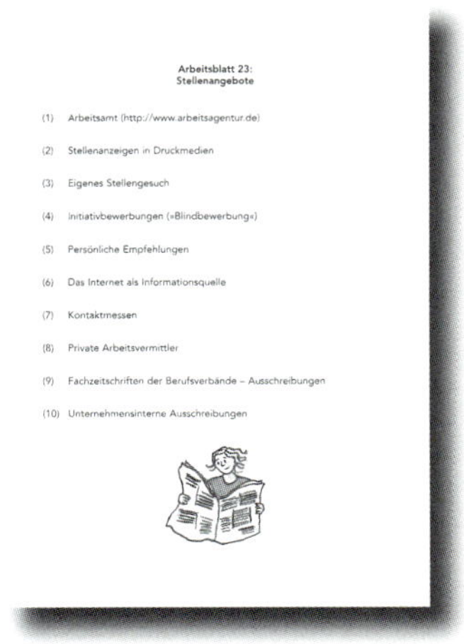

Arbeitsblatt 23:
Stellenangebote

(1) Arbeitsamt (http://www.arbeitsagentur.de)
(2) Stellenanzeigen in Druckmedien
(3) Eigenes Stellengesuch
(4) Initiativbewerbungen (»Blindbewerbung«)
(5) Persönliche Empfehlungen
(6) Das Internet als Informationsquelle
(7) Kontaktmessen
(8) Private Arbeitsvermittler
(9) Fachzeitschriften der Berufsverbände – Ausschreibungen
(10) Unternehmensinterne Ausschreibungen

Arbeitsblatt 23: Stellenangebote

C. Vorab-Telefonate

Vor Versendung einer kompletten schriftlichen Bewerbung bietet es sich an, ein Telefonat mit dem angestrebten Arbeitgeber zu führen. Hierdurch kann (sofern nicht bereits aus der Ausschreibung hervorgehend) der Name des verantwortlichen Ansprechpartners festgestellt werden. Außerdem können hierdurch erstes Interesse des Arbeitgebers und erste Sympathien geweckt werden.

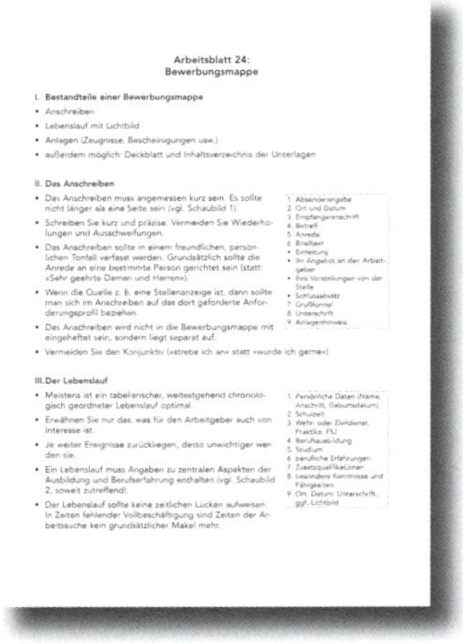

Arbeitsblatt 24:
Bewerbungsmappe

I. **Bestandteile einer Bewerbungsmappe**
- Anschreiben
- Lebenslauf mit Lichtbild
- Anlagen (Zeugnisse, Bescheinigungen usw.)
- außerdem möglich: Deckblatt und Inhaltsverzeichnis der Unterlagen

II. **Das Anschreiben**
- Das Anschreiben muss angemessen kurz sein. Es sollte nicht länger als eine Seite sein (vgl. Schaubild 1).
- Schreiben Sie kurz und präzise. Vermeiden Sie Wiederholungen und Ausschweifungen.
- Das Anschreiben sollte in einem freundlichen, persönlichen Tonfall verfasst werden. Grundsätzlich sollte die Anrede an eine bestimmte Person gerichtet sein (statt: »Sehr geehrte Damen und Herren«).
- Wenn die Quelle z. B. eine Stellenanzeige ist, dann sollte man sich im Anschreiben auf das dort geforderte Anforderungsprofil beziehen.
- Das Anschreiben wird nicht in die Bewerbungsmappe mit eingeheftet sein, sondern liegt separat auf.
- Vermeiden Sie den Konjunktiv (»strebe ich an« statt »würde ich gerne«)

1. Absenderangabe
2. Ort und Datum
3. Empfängeranschrift
4. Betreff
5. Anrede
6. Brieftext
- Einleitung
- Ihr Angebot an den Arbeitgeber
- Ihre Vorstellungen von der Stelle
- Schlussabsatz
7. Grußformel
8. Unterschrift
9. Anlagenhinweis

III. **Der Lebenslauf**
- Meistens ist ein tabellarischer, weitestgehend chronologisch geordneter Lebenslauf optimal.
- Erwähnen Sie nur das, was für den Arbeitgeber auch von Interesse ist.
- Je weiter Ereignisse zurückliegen, desto unwichtiger werden sie.
- Ein Lebenslauf muss Angaben zu zentralen Aspekten der Ausbildung und Berufserfahrung enthalten (vgl. Schaubild 2, soweit zutreffend).
- Der Lebenslauf sollte keine zeitlichen Lücken aufweisen. In Zeiten fehlender Vollbeschäftigung sind Zeiten der Arbeitssuche kein grundsätzlicher Makel mehr.

1. Persönliche Daten (Name, Anschrift, Geburtsdatum)
2. Schulzeit
3. Wehr- oder Zivildienst, Praktika, FSJ
4. Berufsausbildung
5. Studium
6. berufliche Erfahrungen
7. Zusatzqualifikationen
8. besondere Kenntnisse und Fähigkeiten
9. Ort, Datum, Unterschrift, ggf. Lichtbild

Arbeitsblatt 24:
Bewerbungsmappe

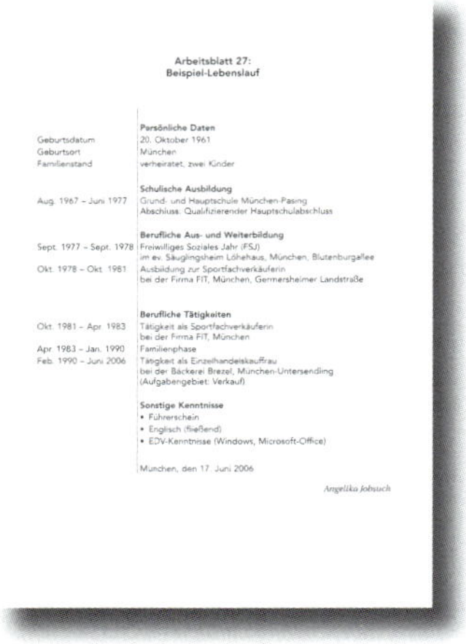

Arbeitsblatt 27:
Beispiel-Lebenslauf

	Persönliche Daten
Geburtsdatum	20. Oktober 1961
Geburtsort	München
Familienstand	verheiratet, zwei Kinder
	Schulische Ausbildung
Aug. 1967 – Juni 1977	Grund- und Hauptschule München-Pasing Abschluss: Qualifizierender Hauptschulabschluss
	Berufliche Aus- und Weiterbildung
Sept. 1977 – Sept. 1978	Freiwilliges Soziales Jahr (FSJ) im ev. Säuglingsheim Löhehaus, München, Blutenburgallee
Okt. 1978 – Okt. 1981	Ausbildung zur Sportfachverkäuferin bei der Firma FIT, München, Germersheimer Landstraße
	Berufliche Tätigkeiten
Okt. 1981 – Apr. 1983	Tätigkeit als Sportfachverkäuferin bei der Firma FIT, München
Apr. 1983 – Jan. 1990	Familienphase
Feb. 1990 – Juni 2006	Tätigkeit als Einzelhandelskauffrau bei der Bäckerei Brezel, München-Untersendling (Aufgabengebiet: Verkauf)
	Sonstige Kenntnisse • Führerschein • Englisch (fließend) • EDV-Kenntnisse (Windows, Microsoft-Office)
	München, den 17. Juni 2006

Angelika Jobsuch

Arbeitsblatt 27:
Beispiel-Lebenslauf

D. Bewerbungsmappe

Anschließend erfolgt die Formulierung einer schriftlichen Bewerbung mit Anschreiben, Lebenslauf und Zeugnisunterlagen. Hier bestehen zahlreiche Gestaltungsmöglichkeiten. Ein Deckblatt und ein Inhaltverzeichnis der Unterlagen gehören in höher qualifizierten Berufen heute fast schon zum Standard. Die Bewerbungsmappe als persönliche Visitenkarte kann der Türöffner zu einer neuen Position sein. Bei der Erstellung von Bewerbungsmappen hilft übrigens auch die Agentur für Arbeit (vgl. Arbeitsblatt 24: »Bewerbungsmappe« und Arbeitsblatt 27: »Beispiel-Lebenslauf«).

E. Bewerbungsgespräch

Auf das Bewerbungsgespräch sollte man sich auf jeden Fall ausführlich (ggf. schriftlich) vorbereiten. Eine sorgfältige Vorbereitung reduziert häufig die mit der Bewerbungssituation verbundene Unsicherheit. Zur Vorbereitung kann man sich zum einen an häufig gestellten Fragen im Bewerbungsgespräch (vgl. Hesse u. Schrader, 2005) orientieren (vgl. Arbeitsblatt 25: »Vorstellungsgespräch«). Zum anderen sollte man sich über den angestrebten Arbeitgeber (Produktpalette, Marktstrategien usw.) informieren.

F. Entscheidung und Unterschrift des Arbeitsvertrages

Mit einer Zusage ist es fast geschafft. Zumeist sind bei Vertragsabschluss noch arbeitsrechtliche Details zu berücksichtigen.

Die hier aufgeführten Anregungen zum Bewerbungsprozess lassen sich im Detail in Bewerbungsratgebern nachlesen; darüber hinaus gibt es Ratgeber zum Beispiel für ältere Bewerber, Berufseinsteiger, Akademiker, Auszubildende oder auch Berufsumsteiger (vgl. die Literaturempfehlungen).

Die Gruppenleiterin legt die Folie Arbeitsblatt 22: »Bewerbungspyramide« auf und erläutert die Schritte einer Bewerbung. Außerdem werden die Unterlagen Arbeitsblatt 23: »Stellenangebote« bis Arbeitsblatt 27: »Beispiel-Lebenslauf« bereitgehalten. Anhand dieser Materialien können Fragen zu den einzelnen Phasen der Bewerbung geklärt werden. Auch wenn im Rahmen einer Sitzung kein vollständiges Bewerbungstraining absolviert werden kann, so können den Teilnehmern doch gezielt Anstöße für die eigene Bewerbung gegeben und Hemmschwellen abgebaut werden. Für ausführliche Beratungsangebote ist gegebenenfalls an die klinikinterne sozialtherapeutische Einzelberatung oder einen privaten Bewerbungscoach (siehe Gelbe Seiten) oder an Vorbereitungskurse, wie sie üblicherweise von der Agentur für Arbeit und vielen Berufsförderungswerken (auf gesonderten Antrag hin) angeboten werden, zu verweisen. Für psychologische oder ärztliche Psychotherapeutinnen sind in dieser Sitzung sozialtherapeutisches Grundwissen sowie die Kenntnis von Institutionen und Fachbegriffen wichtig. Der Schwerpunkt dieser Sitzung liegt auf der psychotherapeutischen Beratung und Fragen des angemessenen Auftretens im Bewerbungsgespräch.

Eine Bewerbung beinhaltet in der Regel mehrere Phasen. Sich die jeweiligen Probleme und Möglichkeiten der einzelnen Phasen vorab deutlich zu machen, erleichtert die Orientierung und kann dazu beitragen, den Erfolg wahrscheinlicher zu machen.

Die Gruppenleiterin stellt die »Bewerbungspyramide« vor, Erläuterungen siehe oben.

Haben Sie Fragen, gegebenenfalls auch aus Ihrer Lektüre der Unterlagen zur heutigen Sitzung?

Einzelne Aspekte können auf der Grundlage der Unterlagen Arbeitsblatt 23: »Stellenangebote« bis Arbeitsblatt 27: »Beispiel-Lebenslauf« vertieft werden.

3. Umgang mit schwierigen Aspekten und »dunklen biographischen Punkten« in der Bewerbung

Ausfallzeiten und Lücken im Lebenslauf sowie ungünstige Arbeitszeugnisse und häufige Stellenwechsel sind bei beruflich belasteten psychosomatischen und psychiatrischen Patienten eher die Regel als die Ausnahme. Entsprechend sehen die Betroffenen einer Bewerbung oftmals sehr ängstlich entgegen: Misserfolge im Bewerbungsgespräch sind häufig. Zunächst sollen mit einem kurzen Informationsblatt häufig gestellte Fragen beantwortet und zur Diskussion gestellt werden. Dies kann Sicherheit geben und die Planung der Bewerbung erleichtern.

15

Die Gruppenleiterin legt die Folie Arbeitsblatt 26: »Schwierige Aspekte der Bewerbung« auf. Die einzelnen Punkte und Fragen werden besprochen und diskutiert. Eine der am häufigsten gestellten Fragen betrifft die Verpflichtung zur Angabe der eigenen Vorerkrankung bei der Bewerbung. Neben der Darlegung der diesbezüglich juristisch wie praktisch nicht ganz eindeutigen Situation bietet es sich an, diesen Aspekt in einem Rollenspiel zu vertiefen.

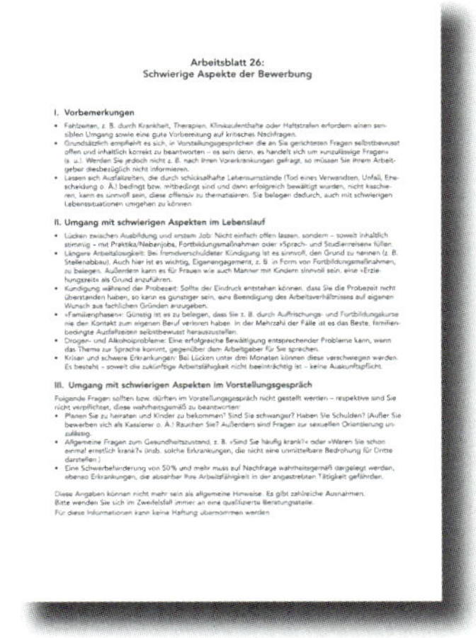
Arbeitsblatt 26:
Schwierige Aspekte der Bewerbung

I. Vorbemerkungen

II. Umgang mit schwierigen Aspekten im Lebenslauf

III. Umgang mit schwierigen Aspekten im Vorstellungsgespräch

Arbeitsblatt 26: Schwierige Aspekte der Bewerbung

Sicherlich haben Sie, gerade vor dem Hintergrund Ihrer Erkrankung, Fragen zum Umgang mit schwierigen Punkten in Ihrem schriftlichen Lebenslauf und im Bewerbungsgespräch. Sind Sie beispielsweise verpflichtet, die eigene Erkrankung gegenüber dem Arbeitgeber offenzulegen? Einige haben durch Krankenhaus- und Psychiatrieaufenthalte beziehungsweise lange Krankschreibungen Ausfallzeiten, die sich nur schwer im Lebenslauf kaschieren lassen. Trifft das für jemanden von Ihnen zu?

Anhand von Arbeitsblatt 26: »Schwierige Aspekte der Bewerbung« werden die genannten Punkte durchgegangen. Dabei kann oftmals auf die Erfahrungen einzelner gut informierter Teilnehmer Bezug genommen werden.

Exkurs: Stellungnahme aus der sozialtherapeutischen Praxis

Bei jahrelangen Kontakten mit Arbeitgebern wird deutlich, dass diese eine hohe Sensibilität für Lücken im Lebenslauf entwickelt haben. Allzu offensichtlich vorgegebene Beschäftigungen (z. B. »Studienfahrt«) wirken sich hierbei im Sinne einer augenscheinlich eingeschränkten Offenheit des Bewerbers eher nachteilig aus. Dagegen kann die Offenlegung einer krankheitsbedingten Ausfallszeit neben der Demonstration von Offenheit und Vertrauenswürdigkeit auch – je nach Bereich – Sympathien wecken. Ausfallzeiten durch stationäre Behandlungen können plausible Erklärungen für »Lücken« im Lebenslauf liefern. Eine solche Offenlegung sollte sich jedoch auf das Notwendigste beschränken. Erfahrungen bei der Durchführung von Belastungserprobungen zufolge fanden mehrere psychosomatische Patienten im Anschluss eine Festanstellung an der durch die Klinik vermittelten Praktikumsstelle. Die Durchführung einer Belastungserprobung, auch in Ergänzung zur Teilnahme am SBA-Gruppenkonzept, ist auch deswegen zu empfehlen. Aus Berichten mancher Arbeitgeber wurde wiederholt deutlich, dass auch diese selbstverständlich – sofern nicht selbst betroffen – Verwandte und Freunde mit psychischen Beschwerden und entsprechenden beruflichen Einschränkungen haben. Trotz einer weiterhin bestehenden Stigmatisierung psychischer Krankheitsbilder kann daher die Offenlegung entsprechender Ausfallzeiten auch bei Bewerbungen günstig sein.

4. Vorstellungsgespräch

40

Ziel dieser Übung ist es, im Rollenspiel das Verhalten in Bewerbungsgesprächen, insbesondere dem Umgang mit den oben genannten »Problemthemen«, zu üben. Neben den inhaltlichen Aspekten sollte auf das Gesprächsverhalten geachtet werden. Das Bewerbungsgespräch dient vor allem der Sympathiebildung. Dabei kann die Gruppe zur Rückmeldung nonverbalen Verhaltens genutzt werden. Zur Orientierung für Rückmeldungen kann auf folgende Verhaltenstipps zurückgegriffen werden:

- *Verstellen Sie sich nicht.*
- *Reden Sie Ihre Gesprächspartner mit Namen an und sprechen Sie laut und deutlich.*
- *Halten Sie Blickkontakt und sehen Sie nicht auf den Boden oder aus dem Fenster.*
- *Machen Sie ein freundliches und offenes Gesicht. Bemühen Sie sich, Ihre Gesprächspartner sympathisch zu finden – das überträgt sich.*
- *Behalten Sie während des gesamten Gesprächs im Kopf, worauf es ankommt: Sie sind die Lösung für ein Problem, das der Betrieb durch eine passende Personalauswahl beheben will.*
- *Bereiten Sie einen Notizzettel mit kundigen Fragen zu Ihrer zukünftigen Aufgabe, dem Team und dem Arbeitgeber vor. Nehmen Sie diese Aufzeichnungen mit in das Gespräch. Sie werden sicher Gelegenheit bekommen, die eine oder andere Frage zu stellen. Außerdem kann es beruhigend sein, etwas in der Hand zu halten.*
- *Präsentieren Sie kurz Ihren beruflichen Werdegang und bieten Sie an, zu einzelnen Punkten Fragen zu beantworten. Geben Sie Beispiele für Ihre beruflichen Erfahrungen und Interessensschwerpunkte.*
- *Hören Sie aufmerksam zu und antworten Sie kurz und prägnant, vor allem aber freundlich und verbindlich. Weichen Sie nicht aus.*
- *Sie müssen den Arbeitsvertrag nicht an Ort und Stelle unterschreiben. Jeder Arbeitgeber wird Verständnis dafür haben, wenn Sie sich den Vertrag noch einmal in Ruhe durchlesen und dann unterschrieben zurücksenden möchten.*

Die Gruppenleiterin hält das Arbeitsblatt 25: »Vorstellungsgespräch« bereit. In mehreren kurzen Rollenspiel-Episoden wird ein angemessenes Auftreten im Vorstellungsgespräch eingeübt. Hierzu werden zwei Stühle im Inneren des Gesprächskreises aufgestellt. Ein Teilnehmer übt als »Bewerber«, ein zweiter Teilnehmer stellt sich als »Personalchef« zur Verfügung. Die einzelnen Episoden des Rollenspiels können sehr kurz und prägnant sein (etwa 3 Min.) und werden durch eine intensive Nachbesprechung abgerundet.

Im Rollenspiel sollten zentrale Probleme wie lange Zeiten von Arbeitsunfähigkeit (Krankschreibungen), Klinikaufenthalte oder ähnliche vermeintliche »Makel« im Lebenslauf (vgl. Sitzungseinheit 3) angesprochen werden. Grundlage der Fragen des »Personalchefs« bilden die typischen Bewerbungsfragen, so wie sie den Teilnehmern auf Arbeitsblatt 25: »Vorstellungsgespräch« (Fragen in Anlehnung an Hesse u. Schrader, 2005) vorliegen.

Therapeutenverhalten: Die Gruppenleitung gibt klare Instruktionen und leitet die Rollenspiel-Intervention durch eine kurze Beschreibung des Ablaufs ein. Dabei wird darauf geachtet, dass die Schwelle zur Teilnahme am Rollenspiel möglichst niedrig liegt, dass Erwartungsängste nicht unnötig verstärkt werden und dass eine konstruktive, gegenseitig verstärkende Übungsatmosphäre herrscht.

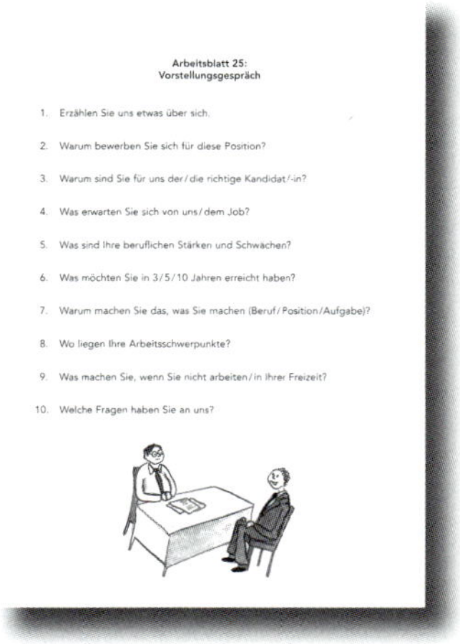
Arbeitsblatt 25:
Vorstellungsgespräch

1. Erzählen Sie uns etwas über sich.
2. Warum bewerben Sie sich für diese Position?
3. Warum sind Sie für uns der/die richtige Kandidat/-in?
4. Was erwarten Sie sich von uns/dem Job?
5. Was sind Ihre beruflichen Stärken und Schwächen?
6. Was möchten Sie in 3/5/10 Jahren erreicht haben?
7. Warum machen Sie das, was Sie machen (Beruf/Position/Aufgabe)?
8. Wo liegen Ihre Arbeitsschwerpunkte?
9. Was machen Sie, wenn Sie nicht arbeiten/in Ihrer Freizeit?
10. Welche Fragen haben Sie an uns?

Arbeitsblatt 25: Vorstellungsgespräch

Wenn Ihre schriftliche Bewerbung eine gute Resonanz beim Arbeitgeber gefunden hat, dann kommt es zum Vorstellungsgespräch. Hier in der Gruppe haben wir nun die Gelegenheit, einzelne Episoden eines Bewerbungsgesprächs auszuprobieren und Rückmeldungen aus der Gruppe zu nutzen. Wer stellt sich als »Bewerber«, wer als »Personalchef« zur Verfügung? Auf dem Arbeitsblatt 25: »Vorstellungsgespräch« liegen Ihnen Fragen vor, mit denen Sie in jedem Vorstellungsgespräch rechnen können.

Probieren wir es aus. Auf welche Stelle möchten Sie sich bewerben? Worauf möchten Sie in Ihrem Gespräch achten?

Es wird eine kurze Sequenz entwickelt, zwei bis drei Verhaltensziele werden formuliert. Die anderen Teilnehmer dienen als Beobachter.

Konzentrieren wir uns auf Ihr Vorstellungsgespräch. Sie sind gepflegt gekleidet und tragen eine Krawatte/Ihr gutes Outfit. Der Ihnen gegenübersitzende Personalchef wirkt etwas angespannt und blättert in Ihrer Bewerbungsmappe. Der Personalchef eröffnet das Gespräch: »Schön, dass Sie kommen konnten. Wie sind Sie darauf gekommen, sich bei uns zu bewerben?«

Das Zielverhalten wird direkt eingeübt, wenn nötig in mehreren Durchgängen und mit Rückmeldungen. Dabei kann die Rolle des »Bewerbers« unter den Teilnehmern gewechselt werden. Die Übung sollte mit einem kleinen Erfolgserlebnis und positiven Rückmeldungen abschließen.

Was hat er/sie gut gemacht? Was könnte er/sie noch besser machen?

Die Gruppenleiterin achtet darauf, dass überwiegend positive Rückmeldungen erfolgen!

Teilnehmer müssen auf Rückschläge bei der Bewerbung vorbereitet werden. Absagen sind eher die Regel als die Ausnahme und dürfen schon deshalb nicht als schwere persönliche Niederlage gewertet werden, so tragisch es im Einzelfall auch sein mag. Haben Teilnehmer Erfahrungen mit Absagen, so kann man erfragen, wie sie damit umgegangen sind. Es sollten im Gruppengespräch Anregungen zum Umgang mit Rückschlägen gesammelt werden (hilfreiche Gedanken wie »Das war halt ein Übungsgespräch, ich konnte einiges lernen«, Aufsuchen sozialer Unterstützung etc.). Grundsätzlich können Teilnehmer frustrierenden Rückschlägen aktiv dadurch vorbeugen, indem sie sich vorab gut über die Stelle und ihre Anforderungen informieren und sich gezielt bewerben.

Teilgruppe B: Vertiefung relevanter SBA-Themen Alternativprogramm: Vertiefung von ausgewählten beruflichen Problemthemen

Ziel der Sitzung für die Teilnehmer des Parallelprogramms ist die Vertiefung von ausgewählten beruflichen Problemthemen auf Grundlage der Übungseinheiten der SBA. Die Teilnehmer können dabei Themen vorschlagen und Übungen wählen, die zuvor möglicherweise zu kurz gekommen sind. Erfahrungsgemäß werden hier vor allem spezifische Konfliktsituationen am Arbeitsplatz angesprochen, die in Rollenspielen bearbeitet werden können (vgl. Sitzungen 3 und 4).

65

Sollten die Teilnehmer keine spontanen Anliegen dieser Art anmelden, kann auf die folgende Liste von häufig in diesem Rahmen angesprochenen Themen zurückgegriffen werden:

- Vertiefung von Themen der sozialen Kompetenz am Arbeitsplatz (vgl. Sitzungen 3 und 4) durch weitere Rollenspiele
- Klärung von Fragen zu früheren Themen und Überleitung in eine der formulierten praktischen Übungen
- Möglichkeiten der Umsetzung eigener Stärken/Ressourcen für den Beruf (vgl. Sitzungen 5 und 6)
- Umgang mit krankheitsbedingten Einschränkungen im Beruf
- Funktionalität der eigenen Beschwerden am Arbeitsplatz: Wie wäre es an meinem Arbeitsplatz ohne meine Beschwerden?
- Freundschaftliche Kontakte und Abgrenzung am Arbeitsplatz

Alternativprogramm »Imaginationsübung durch die Berufswelt«

Eine imaginäre Reise durch die persönliche Berufswelt bietet zum Abschluss einen ganz anderen, mitunter sehr emotionalen Zugang zur SBA-Thematik, der dabei helfen kann, aktuelle berufliche Probleme in die eigene Berufsbiographie einzuordnen und eine versöhnlichere Perspektive zu entwickeln. Als Beispiel für eine solche berufsbezogene Imaginationsübung kann die folgende »Phantasiereise« (nach D. Lehr) unter Entspannungsbedingungen angeleitet und nachbesprochen werden:

Eine Reise durch meine »Berufswelt«

Setzen Sie sich bequem hin und nehmen Sie eine Haltung an, die für Sie angenehm ist. Wenn Sie möchten, können Sie Ihre Augen schließen oder auch einfach einen Punkt auf dem Boden fixieren. Nehmen Sie wahr, wie Ihre Füße auf dem Boden stehen … wie Sie Kontakt zum Stuhl haben … Atmen Sie tief ein und aus … Wenn Sie ausatmen, merken Sie, wie Ihre Anspannung sich legt, mit jedem Atemzug geringer wird. Nun beobachten Sie einfach Ihren Atem, ohne ihn zu verändern … und beobachten, wie ruhig sich Ihr Brustkorb hebt und senkt, ruhig und gelassen …

Stellen Sie sich nun vor, Sie würden in ein kleines Flugzeug steigen und eine Reise durch die Zeit machen. Es ist ein Zeitreise-Flugzeug … Sie hören, wie der Motor angeht, spüren, wie es losrollt und dabei schneller und schneller wird … Sie spüren förmlich, wie die zunehmende Geschwindigkeit Sie sanft in den Sitz drückt; Sie lassen los … und beim Blick nach draußen sehen Sie, wie sich Ihr Flugzeug langsam schräg stellt und abhebt. Sie fühlen sich leicht und unbeschwert … nun erreichen Sie die Wolken und genießen den ruhigen Flug … Jetzt fliegen Sie in eine große, weiche Wolke hinein … und als Sie wieder aus dieser Wolke hinauskommen, sind Sie in einer anderen Zeit.

Es sind diese ersten Momente, Gedanken, Begegnungen oder Gespräche, die Sie jetzt als Beginn Ihres beruflichen Weges ansehen … Schauen Sie sich um, wer oder was damals eine Wirkung auf Sie hatte … Fliegen Sie zu den Orten, an denen Sie sich damals wohlgefühlt haben und spüren Sie dem nach – vielleicht damals in der Ausbildung – die ganzen Hoffnungen und Ängste und wie Sie es doch geschafft haben, sich immer wieder zu motivieren … Was oder wer Sie damals davon überzeugt hat, weiterzumachen … den gewählten Weg zu gehen … Machen Sie sich langsam bereit, zu einem anderen Wegabschnitt zu gehen …

Sie steigen wieder in das Flugzeug ein und heben erneut ab … Ihnen steht ein Flug über einige Jahre bevor, die Sie jetzt nach und nach alle von oben sehen und spüren können. Es ist die Zeit von Ihrem ersten Arbeitstag bis heute. Sie fliegen durch Hochdruckgebiete durch, genießen die Sonne … und auch mal durch Tiefdruckgebiete … wo es blitzt und hagelt … vielleicht treten dann dort richtige Turbulenzen auf? Dann sehen Sie wieder die Erde … Sie erkennen Landschaften – Ihre angenehmen Erinnerungen, Orte der Freude, wo Sie das Gefühl haben, am richtigen Platz zu sein … Ganz in der Nähe sehen Sie auch diese lebensfeindlichen, dürren, dunklen Landschaften – Erfahrungen von Überforderung, Verletzung und Traurigkeit. Alle Erfahrungen, die Sie bereits gemacht haben. Und vielleicht sind auch zuletzt neue Ideen oder Hoffnungen hinzugekommen? Sie haben vielleicht das eine oder andere gehört oder gesehen, was Sie Mut schöpfen lässt? In jedem Fall ist da tief in Ihnen drin ganz viel, auf das Sie sich verlassen können … erlauben Sie sich, das jetzt genau zu spüren …

Wenn Sie wollen, fliegt das Flugzeug tiefer, und Sie können sich die angenehmen Orte noch einmal genauer anschauen und noch einmal spüren, was Ihnen dort gut tat … Wenn Sie wollen, können Sie auch ganz tief über den lebensfeindlichen Landschaften fliegen und sich auch diese genauer anschauen … Wie Sie wollen … Sie haben die Kontrolle … (Kurze Zeit verstreichen lassen.) *Jetzt entscheiden Sie sich, wieder in die oberen Luftmassen hochzufliegen … wieder eine dicke Wolke, Sie fliegen hinein, wie in einen Wattebausch. Dahinter kommt schon das Jetzt, der Flughafen in Sicht … und ich möchte Sie bitten, sich allmählich darauf vorzubereiten … auf die sanfte Landung … und kommen im Hier und Jetzt an … Sie landen übrigens direkt vor der Klinik, steigen aus, holen tief Luft … atmen ein und aus … und machen die Augen auf …*

Willkommen zurück!

5. Gemeinsamer Abschluss der SBA-Gruppe

Die Gruppeninhalte werden zusammengefasst, und es wird auf Fragen zur Sitzung eingegangen. Bei aufgeteilter Gruppe (Teilnehmer mit »Bewerbungseinheit« und Teilnehmer mit »Alternativprogramm«) kommt hierzu die gesamte Gruppe wieder zusammen. Zum Abschluss legt die Gruppenleiterin noch einmal Folie Arbeitsblatt 1: »Gliederung der SBA« auf.

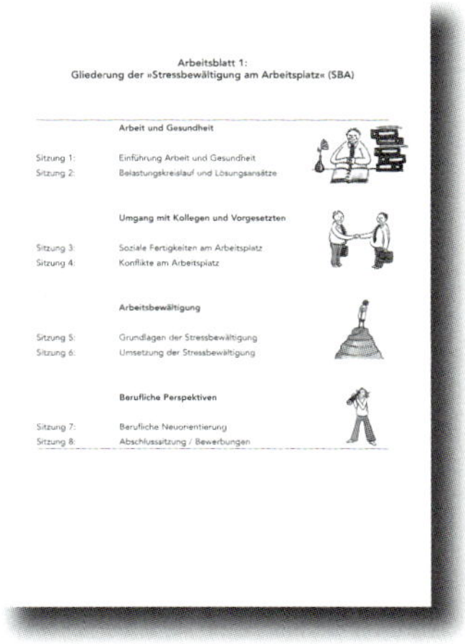
Arbeitsblatt 1:
Gliederung der »Stressbewältigung am Arbeitsplatz« (SBA)

Arbeit und Gesundheit

Sitzung 1: Einführung Arbeit und Gesundheit
Sitzung 2: Belastungskreislauf und Lösungsansätze

Umgang mit Kollegen und Vorgesetzten

Sitzung 3: Soziale Fertigkeiten am Arbeitsplatz
Sitzung 4: Konflikte am Arbeitsplatz

Arbeitsbewältigung

Sitzung 5: Grundlagen der Stressbewältigung
Sitzung 6: Umsetzung der Stressbewältigung

Berufliche Perspektiven

Sitzung 7: Berufliche Neuorientierung
Sitzung 8: Abschlussitzung / Bewerbungen

Arbeitsblatt 1:
Gliederung der SBA

Wir sind damit zum Ende unserer gemeinsamen Beschäftigung mit der »Stressbewältigung am Arbeitsplatz« gekommen. Ich hoffe, es hat Ihnen trotz der schwierigen Thematik ein wenig Spaß gemacht, und natürlich wünsche ich Ihnen, dass Sie Anregungen mitnehmen konnten. Wir haben in diesen acht Sitzungen inhaltlich einen großen Bogen geschlagen. Zum Abschluss möchte ich mit Ihnen noch einmal kurz auf die dabei besprochenen Themen zurückblicken.

Folie Arbeitsblatt 1: »Gliederung der SBA« auflegen und die wichtigsten Themen der SBA-Gruppenintervention kurz ansprechen. Es erfolgt die abschließende Rückmeldungsrunde der Teilnehmer. Jeder Teilnehmer formuliert dabei seine persönlichen Ziele für die Umsetzung des Erlernten und nennt Strategien, die ihm dabei (und ggf. auch beim Umgang mit Rückfällen) helfen können.

Nochmals herzlichen Dank für Ihre engagierte Mitarbeit. Wir haben zahlreiche berufliche Themen besprochen. Dabei mögen einzelne Themen für Sie persönlich relevanter gewesen sein als andere. Gemeinsam ist den Themen eines: Auch wenn Sie während Ihres Aufenthaltes hier in der Klinik zurzeit nicht arbeiten – selbst hier hatten und haben Sie die Möglichkeit, Gelerntes anzuwenden, zu üben und zu vertiefen. Außerdem liegen Ihnen viele Informationen in schriftlicher Form auf Arbeitsblättern vor. Schauen Sie zu Hause ruhig noch einmal hinein. Nutzen Sie die Anregungen in Ihrem Arbeitsalltag! Ich wünsche Ihnen viel Erfolg und alles Gute dabei.

Weiterführende Literatur zum Thema Bewerbungen für Praktiker

Engst, J. (2004). Erfolgreich bewerben – kurz gefasst. Mannheim.
Hesse, J., Schrader, H. C. (2005). Das 1x1 der erfolgreichen Bewerbung. Frankfurt a. M.
Püttjer, C., Schnierda, U. (2003). Die Bewerbungsmappe mit Profil für Um- und Aufsteiger. Frankfurt a. M.

Literatur

Antonovski, A. (1987). Unraveling the mystery of health: How people manage stress and stay well. San Francisco.
Bamberger, E. (1999). Psychische Belastungen am Arbeitsplatz: Begriffe und Konzepte. In B. Badura, M. Litsch, C. Vetter (Hrsg.), Fehlzeitenreport 1999 – Psychische Belastungen am Arbeitsplatz (S. 45–57). Berlin u. a.
Bernardy, K., Sandweg, R. (2003). Frühberentung: Bedingung und Folgen – Eine retrospektive Untersuchung zur Prognostik der Frührente und dem Krankheitsverlauf nach vorzeitiger Berentung. Nervenarzt, 74, 406–412.
Beutel, M. E., Gerhard, C., Kayser, E., Gustson, D., Weiss, B., Bleichner, F. (2002). Berufsbezogene Therapiegruppen für ältere Arbeitnehmer im Rahmen der tiefenpsychologisch orientierten psychosomatischen Rehabilitation. Gruppenpsychother. u. Gruppendynamik, 38 (4), 313–334.
Beutel, M. E., Knickenberg, R. J., Krug, B., Mund, S., Schattenburg, L., Zwerenz, R. (2006). Psychodynamic focal group treatment for psychosomatic inpatients – with an emphasis on work related conflicts. Int. J. Group Psychoth., 56 (3), 285–306.
Beutel, M. E., Zwerenz, R., Bleichner, F., Vorndran, A., Gustson, D., Knickenberg, R. J. (2005). Vocational training integrated into inpatient psychosomatic rehabilitation – short and long term results from a controlled study. Disabil. Rehabil., 27 (15), 891–900.
Bierwisch, M. (2003). Arbeit in verschiedenen Epochen und Kulturen – Einleitende Bemerkungen. In Bierwisch, M. (Hrsg.), Die Rolle der Arbeit in verschiedenen Epochen und Kulturen (S. 7–18). Berlin.
Birnbaumer, N., Schmidt, R. F. (2005). Biologische Psychologie (6. Aufl.). Berlin.
Bürger, W. (1997). Arbeit, Psychosomatik und medizinische Rehabilitation: Eine Längsschnittuntersuchung. Göttingen.
Bürger, W. (1998). Positive und gesundheitsförderliche Aspekte der Arbeit und ihre Bedeutung für Patienten in medizinischer Rehabilitation. Z Ges Psych, 6 (3), 137–150.
Bürger, W. (1999). Rahmenkonzeption für berufsbezogene Behandlungsangebote in der medizinischen Rehabilitation. Verh. therap. psychosoz. Prax., 31 (1), 9–21.
Bürger, W., Deck, R., Fuhrmann, I. (2006). SIBAR: Ein Fragebogen zur Erfas-

sung des Bedarfs an berufsbezogenen Behandlungsangeboten in der Medizinischen Rehabilitation. In Deutsche Rentenversicherung Bund (Hrsg.), 15. Rehabilitationswissenschaftliches Kolloquium vom 13.-15.03.2006 in Bayreuth (DRV-Schriften, Bd. 64, S. 42–43). Berlin.
Burisch, M. (2006). Das Burnout-Syndrom. Heidelberg.
Dunckel, H. (1991). Mehrfachbelastungen und psychosoziale Gesundheit. In S. Greif, E. Bamberger, N. Semmer (Hrsg.), Psychischer Stress am Arbeitsplatz (S. 154–167). Göttingen.
D'Zurilla, T. J., Goldfried, M. R. (1971). Problem solving and behavior modification. J. Abnorm. Psychol., 78, 107–126.
Esch, T. (2002). Gesund im Stress: Der Wandel des Stresskonzeptes und seine Bedeutung für Prävention, Gesundheit und Lebensstil. Gesundheitswesen, 64, 73–81.
Galuske, M. (2003). Methoden der Sozialen Arbeit (3. Aufl.). Weinheim u. München.
Garhammer, M. (2003). Auswirkungen neuer Arbeitsformen auf Stress und Lebensqualität. In B. Badura, M. Litsch, C. Vetter (Hrsg.), Fehlzeitenreport 2003 (S. 45–74). Berlin u. a.
Halleder, A., Brand, H. (Hrsg.) (2006). Macht Arbeitslosigkeit krank – oder Krankheit arbeitslos? Bern.
Hamann, A., Huber, J. J. (2001). Coaching. Die Führungskraft als Trainer (4. Aufl.). Leonberg.
Heitzmann, B., Schaarschmidt, U., Kieschke, U. (2005). Diagnostik beruflichen Bewältigungsverhaltens bei Rehabilitationspatienten – die Leistungsmöglichkeiten des Verfahrens AVEM im Bereich medizinischer Rehabilitation. Prax. Klin. Verh. med. Rehab., 70, 269–280.
Hesse, J., Schrader, H. C. (2005). Das 1x1 der erfolgreichen Bewerbung. Frankfurt a. M.
Hillert, A., Cuntz, U., Heldwein, C., Froben, B., Fichter, M. (1998). Die berufliche Belastungserprobung im Rahmen klinisch-stationärer Verhaltenstherapie: Praktische Durchführung, soziodemographische und psychologische Charakteristika der Patienten als Verlaufsprädikatoren. Prax. Klin. Verh. med. Rehab., 42, 28–34.
Hillert, A., Koch, S., Beutel, M. E., Zwerenz, R., Holme, M., Knickenberg, R. J., Middeldorf, S., Wendt, T., Milse, M., Scharl, W., Schröder, K. (im Druck): Berufliche Belastungen und Indikationsstellung für ein berufsbezogenes Schulungsmodul in der medizinischen Rehabilitation: Bericht einer multizentrischen Evaluationsstudie. Prax. Klin. Verh. med. Rehab.
Hillert, A., Marwitz, M. (2006). Die Burnout-Epidemie oder: Brennt die Leistungsgesellschaft aus? München.
Hillert, A., Sosnowsky, N., Lehr, D. (2005). Idealisten kommen in den Himmel, Realisten bleiben AGIL! Risikofaktoren, Behandlung und Prävention von psychosomatischen Erkrankungen im Lehrerberuf. Lehren und Lernen, 31, 17–27.
Hillert, A., Staedtke, D., Cuntz, U. (2001). Bei welchen psychosomatischen

Patienten sind berufsbezogene Therapiebausteine indiziert? Therapeutenentscheidung und operationalisierte Zuweisungskriterien im Vergleich. Die Rehabilitation, 40, 200–207.

Hillert, A., Staedtke, D., Cuntz, U. (2002). Berufliche Belastungserprobung als integrierter Bestandteil der verhaltenstherapeutisch-psychosomatischen Rehabilitation: Theoretische Konzepte, real existierende Patienten und multiple Schnittstellen. Prax. Klin. Verh. med. Rehab., 58, 94–100.

Huyse, F. J., Lyons, J. S., Stiefel, F., Slaets, J., de Jonge, P., Latour, C. (2001). Operationalizing the Biopsychosocial Model. Psychosomatics, 42, 5–13

Jacobi, F. (2005). Der Zusammenhang von Arbeitsbedingungen und psychischen Störungen aus epidemiologischer Perspektive. In Bundesanstalt für Arbeitsschutz und Arbeitsmedizin (Hrsg.), Arbeitsbedingtheit depressiver Störungen (Schriftreihe der Bundesanstalt für Arbeitsschutz und Arbeitsmedizin Tb 138, S. 7–16). Bremerhaven.

Jacobson, E. (1990). Entspannung als Therapie. Progressive Relaxation in Theorie und Praxis. München.

Kahn, R. L., Wolfe, D. M., Quinn R. I., Snoek, J. D., Rosenthal, R. A. (1964). Organizational stress: Studies in role conflict and ambiguity. New York.

Karasek, R. (1979). Job demands, job decision latitude, and mental strain: Implications for job redesign. Administrative Science Quarterly, 24, 285–308.

Karasek, R., Theorell, T. (1990). Healthy work: Stress, productivity, and the reconstruction of working life. New York.

Kieselbach, T. (1999). Psychosoziale Folgen der Arbeitslosigkeit. In B. Badura, M. Litsch, C. Vetter (Hrsg.), Fehlzeiten-Report 1999 (S. 107–127). Berlin u. a.

Koch, S. (2007). Entwicklung und Evaluation einer berufsbezogenen Gruppentherapie für stationäre kognitive Verhaltenstherapie. Promotionsschrift an der Philips-Universität Marburg/Lahn.

Koch, S., Geissner, E., Hillert, A. (2007). Berufliche Behandlungseffekte in der stationären Psychosomatik. Der Beitrag einer berufsbezogenen Gruppentherapie im Zwölf-Monats-Verlauf. Zeitschrift für Psychiatrie, Psychologie und Psychotherapie 55 (2), 97–109.

Koch, S., Hillert, A., Geissner, E. (2007). Diagnostische Verfahren zum beruflichen Belastungs- und Bewältigungserleben in der psychosomatischen Rehabilitation. Die Rehabilitation, 46, 82–92.

Koch, S., Hedlund, S., Rosenthal, S., Hillert, A. (2006). Stressbewältigung am Arbeitsplatz: Ein stationäres Gruppentherapieprogramm. Verhaltenstherapie, 16, 7–15.

Koch, S., Hillert, A., Hedlund, S., Cuntz, U. (2003). Berufliche Belastungen und Patienteninteresse bei der Indikationsstellung berufsbezogener Behandlungsmaßnahmen in der psychosomatischen Rehabilitation. In Verband Deutscher Rentenversicherungsträger (Hrsg.), Rehabilitation im Gesundheitssystem. 12. Rehabilitationswissenschaftliches Kolloquium vom 10. bis 12. März 2003 in Bad Kreuznach (DRV-Schriften, Bd. 40, S. 296–298). Berlin.

Kretschmann, R. (2000). Stressmanagement für Lehrerinnen und Lehrer: Ein Trainingsbuch mit Kopiervorlagen. Weinheim.

Larisch, M., Joksimovic, L., von dem Knesenbeck, O., Starke, D., Siegrist, J. (2003). Berufliche Gratifikationskrisen und depressive Symptome: Eine Querschnittsstudie bei Erwerbstätigen im mittleren Erwachsenenalter. Psychother. Psych. Med., 53, 223–228.

Lazarus, R. S. (2000). Evolution of a model of stress, coping, and discrete emotions. In V. H. Rice (Ed.), Handbook of stress, coping, and health (p. 195–222). Thousand Oaks.

Lazarus, R. S., Folkman, S. (1984). Stress, appraisal and coping. Berlin.

Lehr, D., Sosnowsky, N., Hillert, A. (2007). Stressbezogene Interventionen zur Prävention von psychischen Störungen im Lehrberuf – AGIL »Arbeit und Gesundheit im Lehrerberuf« als Beispiel einer Intervention zur Verhaltensprävention. In: Rothland, M., Terhart, E. (Hrsg.), Belastung und Beanspruchung im Lehrerberuf (S. 267–289). Wiesbaden.

Leidig, S. (2003). Arbeitsbedingungen und psychische Störungen. Lengerich.

Leymann, H. (1993). Mobbing: Psychoterror am Arbeitsplatz und wie man sich dagegen wehren kann. Hamburg.

Löffler, S., Wolf H. D., Gerlich C, Vogel H. (2006). Eine bundesweite Bestandsaufnahme von berufsbezogenen Screening-Verfahren in der medizinischen Rehabilitation. In Deutsche Rentenversicherung Bund (Hrsg.), 15. Rehabilitationswissenschaftliches Kolloquium vom 13.-15.03.2006 in Bayreuth (DRV-Schriften, Bd. 64, S. 38–39). Berlin.

Lutz, R. (2000). Euthyme Therapie. In J. Margraf (Hrsg.), Lehrbuch der Verhaltenstherapie (2. Aufl., S. 447–463). Berlin.

Meichenbaum, D. (1985). Stress Inoculation Training. New York.

Mittag, O., Raspe, H. (2003). Eine kurze Skala zur Messung der subjektiven Prognose der Erwerbstätigkeit: Ergebnisse einer Untersuchung an 4279 Mitgliedern der Arbeiterrentenversicherung zu Reliabilität (Guttman) und Validität der Skala. Rehabilitation, 42, 169–174.

Neuderth, S., Gerlich, C., Vogel, H. (2006). Bundesweite Bestandsaufnahme berufsbezogener Interventionen in der medizinischen Rehabilitation. In Deutsche Rentenversicherung Bund (Hrsg.), Rehabilitation und Arbeitswelt: Herausforderungen und Strategien. Tagungsband des 15. Rehabilitationswissenschaftlichen Kolloquiums vom 13. bis 15. März 2006 in Bayreuth (DRV-Schriften: Bd. 64, S. 48–49). Berlin.

Pauls, H. (2004). Klinische Sozialarbeit. Grundlagen und Methoden psychosozialer Behandlung. Weinheim u. München.

Pelletier, K. (2001). A review and analysis of the clinical and cost-effectiveness studies of comprehensive health promotion and disease management programs at the worksite: 1998–2000 Update. Am. J. of Health Promotion, 16: 107–116.

Pfingsten, U., Hinsch, R. (1991). Gruppentraining sozialer Kompetenz (GSK). Grundlagen, Durchführung, Materialien (2. Aufl.). Weinheim.

Rudow, B. (2004). Das gesunde Unternehmen. Gesundheitsmanagement, Arbeitsschutz, Personalpflege. München u. Wien.

Schaarschmidt, U., Fischer, A. W. (2001). Bewältigungsmuster im Beruf: Persönlichkeitsunterschiede in der Auseinandersetzung mit der Arbeitsbelastung. Göttingen.

Schaarschmidt, U., Fischer, A. W. (2003). AVEM – Arbeitsbezogenes Verhaltens- und Erlebensmuster (2. Aufl.). Frankfurt a. M.

Schreyögg, A. (2002). Konfliktcoaching: Anleitung für den Coach. Frankfurt.

Schwickerath, J. (2001). Mobbing am Arbeitsplatz. Aktuelle Konzepte zu Therapie, Diagnostik und Verhaltenstherapie. Psychotherapeut, 46, 199–213.

Semmer N. (1984). Stressbezogene Tätigkeitsanalyse: Psychologische Untersuchungen zur Analyse von Stress am Arbeitsplatz. Weinheim.

Siegrist, J. (1996). Soziale Krisen und Gesundheit: eine Theorie der Gesundheitsförderung am Beispiel von Herz-Kreislauf-Risiken im Erwerbsleben. Göttingen.

Siegrist, J. (2002). Effort reward imbalance at work and health. In P. L. Perewe, D. C. Ganster (Eds.), Research in occupational stress and well being. Vol. 2: Historical and current perspectives on stress and health (p. 261–291). Amsterdam.

Streibelt, M., Müller-Fahrnow, W. (2006). SIMBO: Ein Screening-Instrument zur Feststellung des Bedarfs an berufsbezogenen medizinischen Rehabilitationsmaßnahmen. In Deutsche Rentenversicherung Bund (Hrsg.), 15. Rehabilitationswissenschaftliches Kolloquium vom 13.-15.03.2006 in Bayreuth (DRV-Schriften; Bd. 64, S. 40–41). Berlin.

Stevens, A., Foerster, K. (1995). Diagnostik und Umgang mit neurotischen Arbeitsstörungen (vor dem Rentenantrag). Nervenarzt, 66: 811–819.

Sulz, S. K. D. (2001). Von der Strategie des Symptoms zur Strategie der Therapie. München: CIP-Medien.

Techniker Krankenkasse (Hrsg.), Gesundheitsreport 2003. Arbeitsfähigkeit und Arzneimittelverordnungen (S. 34ff.). Hamburg. Zugriff unter http://www.tk-online.de.

Thomann, C. (2004). Klärungshilfe (2) Konflikte im Beruf – Methoden und Modelle klärender Gespräche. Hamburg.

Tsutsumi, A., Kawakami, N. (2004). A review of empirical studies on the model of effort-reward imbalance at work: reducing occupational stress by implementing an new theory. Social Science & Medicine, 59, 2335–2359.

Van der Klink, J. J. L., Blonk, R. W. B., Schene, A. H., van Dijk, F. J. H. (2001). The benefits of intervention for work-related stress. Am. J. of Public Health, 91, 270–276.

Verband Deutscher Rentenversicherungsträger (Hrsg.) (2003). Sozialmedizinische Begutachtung für die gesetzliche Rentenversicherung (6. Aufl.). Berlin u. Heidelberg.

Wagner-Link, A. (1995). Verhaltenstraining zur Stressbewältigung: Arbeitsbuch für Therapeuten und Trainer. München.

Weber, A., Weltle, D., Lederer, P. (2004). Frühinvalidität im Lehrerberuf: So-

zial- und arbeitsmedizinische Aspekte. Deutsches Ärzteblatt, 191 (13), A 850–859.
Wiegand, A. (2002). Arbeitsstress und Krankheitsverhalten. Lengerich.
World Health Organization (Eds.) (2001). International Classification of Functioning, Disability and Health: ICF. Genf.
Zapf, D. (1999). Mobbing in Organisationen: Überblick zum Stand der Forschung. Z für Arb u Org psych, 43, 1–25.
Zielke, M. (1995). Arbeitsbelastungen und Krankheitsverläufe bei Patienten mit psychischen und psychosomatischen Erkrankungen. Prax. Klin. Verh. med. Rehab., 32, 271–281.
Zielke, M., Ciric, P., Leidig, S. (2005). Risikotypen bei arbeitsbezogenen Verhaltens- und Erlebensmustern und deren Bedeutung für Krankheitsverläufe und Behandlungsergebnisse in der psychosomatischen Rehabilitation. Prax. Klin. Verh. med. Rehab., 69, 206–218.
Zuschlag, B. (2001). Mobbing – Schikane am Arbeitsplatz (3. Aufl.). Göttingen.
Zwerenz, R., Knickenberg, R. J., Schattenburg, L., Beutel, M. E. (2005). Motivation zur psychosomatisch-psychotherapeutischen Bearbeitung von beruflichen Belastungen – Entwicklung und Validierung eines Fragebogens. Rehabilitation, 44, 14–23.

Teil 3

Kopiervorlagen

Übersicht

Arbeitsblatt 1:
Gliederung der »Stressbewältigung am Arbeitsplatz« (SBA)

Arbeit und Gesundheit

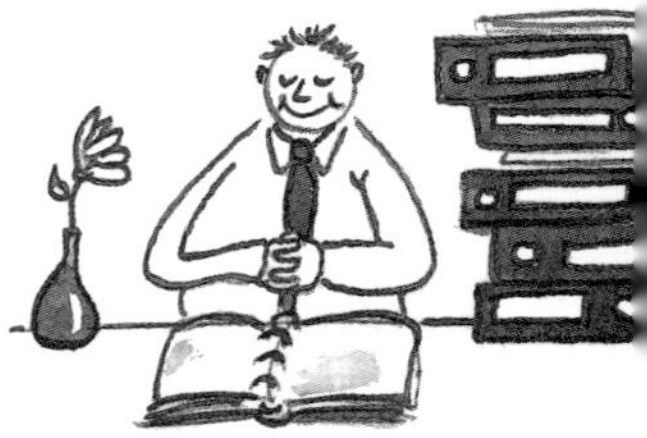

Sitzung 1: Einführung Arbeit und Gesundheit

Sitzung 2: Belastungskreislauf und Lösungsansätze

Umgang mit Kollegen und Vorgesetzten

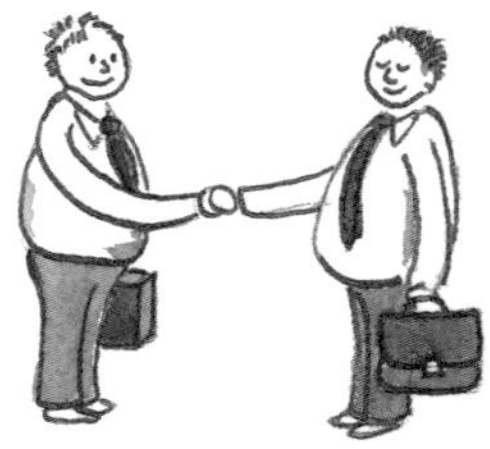

Sitzung 3: Soziale Fertigkeiten am Arbeitsplatz

Sitzung 4: Konflikte am Arbeitsplatz

Arbeitsbewältigung

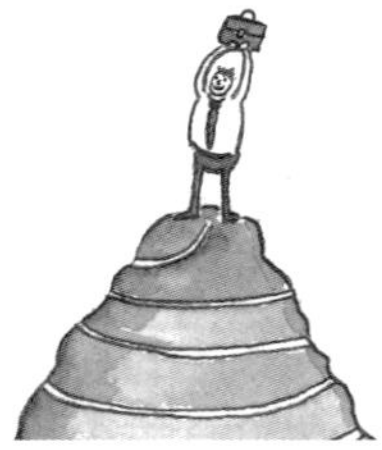

Sitzung 5: Grundlagen der Stressbewältigung

Sitzung 6: Umsetzung der Stressbewältigung

Berufliche Perspektiven

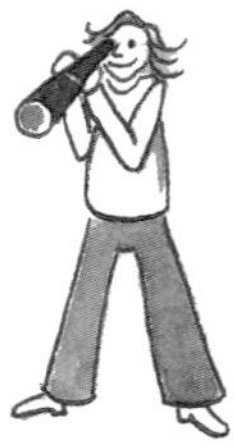

Sitzung 7: Berufliche Neuorientierung

Sitzung 8: Abschlusssitzung / Bewerbungen

Arbeitsblatt 9:
Problemlöseschritte (2)

(4) Bewertung der Lösungsmöglichkeiten:
Tragen Sie hier bitte die möglichen Lösungen noch einmal ein. Es soll nun um die Bewertung der einzelnen Lösungen gehen. Bitte achten Sie darauf, bei Ihrer Bewertung kurzfristige und langfristige Folgen zu berücksichtigen.

Lösungsidee	Vorteile	Nachteile	Bewertung (Rangplatz 1–5)
1.			
2.			
3.			
4.			
5.			

(5) Entscheidung für eine Lösung:
Wenn Sie nun die Bewertung Ihrer Lösungsvorschläge anschauen, für welche Lösung entscheiden Sie sich? Es darf auch eine Kombination der entwickelten Lösungen sein.

____

____

____

____

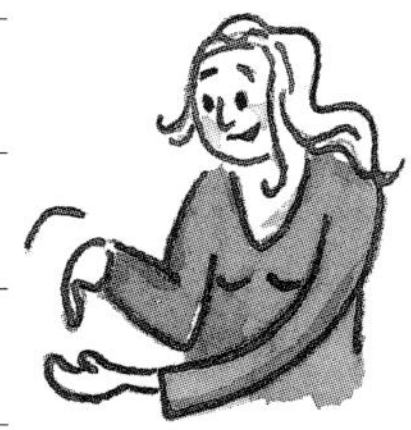

(6) Umsetzung der Lösung:
Welche Schritte werden zur Umsetzung Ihrer Lösung notwendig sein?
Welche Hindernisse sind zu erwarten, und wie werden Sie damit umgehen?

1. ______________________________
2. ______________________________
3. ______________________________
4. ______________________________
5. ______________________________
6. ______________________________

Mögliche Hindernisse

1. ______________________________
2. ______________________________

Lösungen

1. ______________________________
2. ______________________________

Arbeitsblatt 10:
Meine Stressreaktionen

Meine Stressgedanken

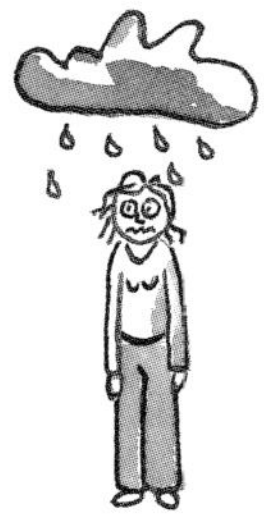

Meine körperlichen Stressreaktionen

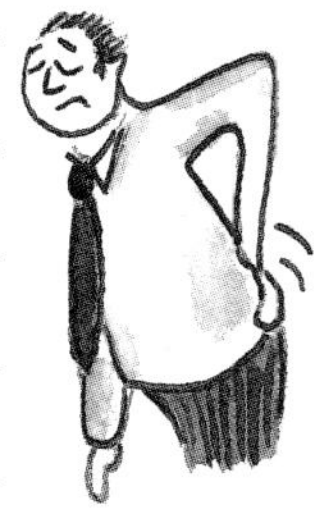

Meine Stressgefühle

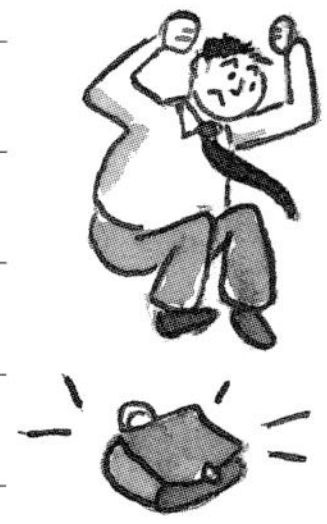

Mein Stressverhalten

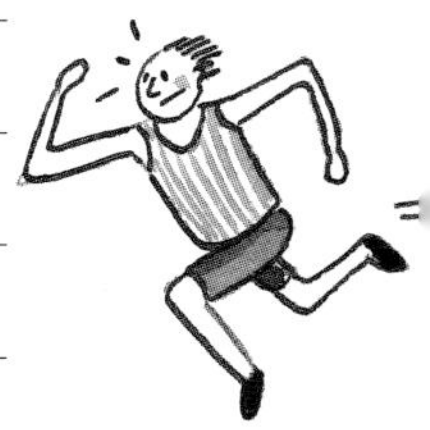

Arbeitsblatt 11:
Typische Stressreaktionen

Gedankliche Stresssymptome

- Abwertende Selbstgespräche, z.B. »Ich schaffe das nicht«, »Ich bin an allem schuld«
- Konzentrationsschwierigkeiten
- Vergesslichkeit, Konzeptlosigkeit
- Unentschlossenheit
- Alpträume
- Weinkrämpfe, Suizidgedanken
- Übermäßiger Ordnungssinn, Pedanterie

Emotionale Stresssymptome

- Häufige Wutanfälle
- Launenhaftigkeit und depressive Verstimmungen
- Schuldgefühle, Schamgefühle
- Gefühle von Überlastung und Überforderung, Versagensängste
- Gefühl der Einsamkeit und Wertlosigkeit
- Frustration und Gereiztheit
- Eine anhaltend skeptische Haltung

Stressverhalten

- Kommunikationsschwierigkeiten
- Stottern und Stammeln
- Nervöses Verhalten
- Zunahme von »kleinen Unfällen«
- Hastiges Sprechen oder Nuscheln
- Impulsive Einkäufe
- Selbstmedikation
- Steigender Alkohol- und Nikotinkonsum
- Zunehmende Unpünktlichkeit
- Soziale Abkehr und Isolation
- Sich in die Arbeit stürzen, Mangel an Planung, Übersicht oder Ordnung
- Verringerte Arbeitsleistung, mit Ausreden entschuldigt
- Schnelles Aus-der-Haut-Fahren, auch bei nichtigen Anlässen
- Übermäßiger Genuss von Süßigkeiten und fetten Speisen oder Appetitlosigkeit

Körperliche Stresssymptome

- Häufige Kopfschmerzen
- Nervosität, innere Unruhe
- Übermäßiges Schwitzen
- Trockener Mund, Schluckbeschwerden
- Gehäufte Erkältungen, Infektionen, Fieberblasen
- Unerklärliche Ausschläge, Juckreiz, Gänsehaut
- Unerklärliche Allergieanfälle
- Magen-Darm-Beschwerden
- Schlaflosigkeit
- Schwindel
- Schneller Puls und heftiges Herzklopfen
- Häufiger Harndrang
- Atemnot, häufiges Seufzen
- Rücken- und Genickschmerzen
- Unbeabsichtigte Gewichtsabnahme oder -zunahme
- Ständiges Schwächegefühl

Arbeitsblatt 12:
Stressquellen bei der Arbeit

Stressor	Häufigkeit des Stressors			Belastung
	nie	manch-mal	häufig	(1–3)[1]
Termindruck	A	B	C	
Dienstreise	A	B	C	
Zeitnot	A	B	C	
Ungenaue Anweisungen	A	B	C	
Zu viel/zu wenig Verantwortung	A	B	C	
Konflikte mit Kollegen	A	B	C	
Ärger mit Chef	A	B	C	
Ärger mit Kunden	A	B	C	
Ungerechtfertigte Kritik	A	B	C	
Dauerndes Telefonklingeln	A	B	C	
Informationsüberflutung	A	B	C	
Neuer Verantwortungsbereich	A	B	C	
Anruf vom Vorgesetzten	A	B	C	
Hin- und Rückfahrt	A	B	C	
Lärm	A	B	C	
Konkurrenz unter Kollegen	A	B	C	
Verschmutzung	A	B	C	
Zu wenig Zeit für private Erledigungen	A	B	C	
Schichtdienst	A	B	C	
Vor anderen etwas vortragen müssen	A	B	C	
Computer-/Bildschirmarbeit	A	B	C	
________________________	A	B	C	
________________________	A	B	C	
________________________	A	B	C	
________________________	A	B	C	
________________________	A	B	C	

1 = gering; 2 = mittel; 3 = hoch

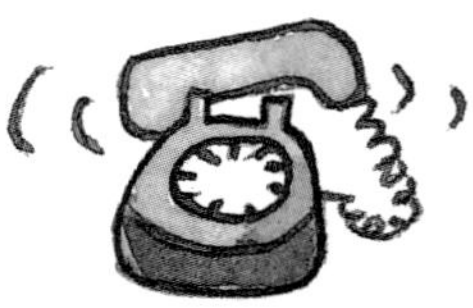

Arbeitsblatt 2:
Funktionen der Arbeit

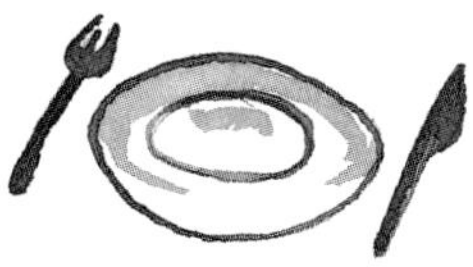	Lebensunterhalt	persönlicher Rangplatz __________
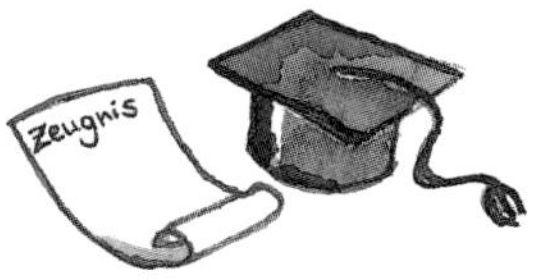	Erwerb von Fähigkeiten	persönlicher Rangplatz __________
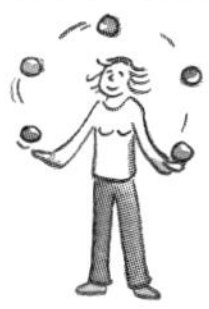	Anwendung von Fähigkeiten / Kompetenzerleben	persönlicher Rangplatz __________
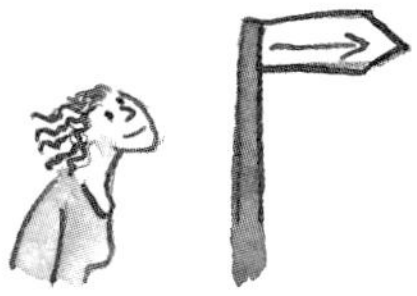	Selbstentfaltung	persönlicher Rangplatz __________
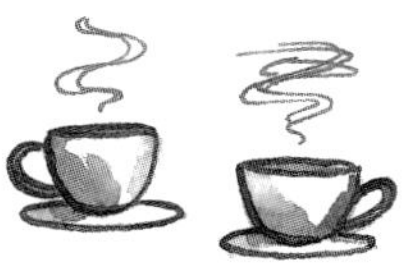	Soziale Kontakte	persönlicher Rangplatz __________
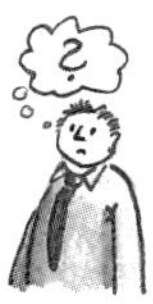	Sinnstiftung	persönlicher Rangplatz __________
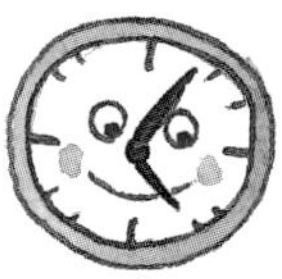	Zeitstrukturierung	persönlicher Rangplatz __________
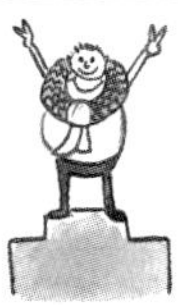	Gesellschaftliche Anerkennung	persönlicher Rangplatz __________
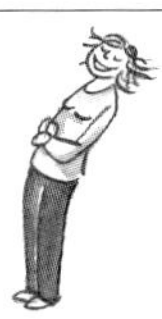	Spaß an________________	persönlicher Rangplatz __________

Arbeitsblatt 3:
Worin unterscheiden sich aktueller und idealer Job?

Bitte tragen Sie Merkmale Ihrer (1) gegenwärtigen Tätigkeit (bzw. Arbeitslosigkeit) und (2) Ihrer gewünschten Tätigkeit ein. Bitte konzentrieren Sie sich dabei auf Problembereiche bzw. Themen, die Ihnen in Ihrer Arbeit wirklich wichtig sind.

Problembereiche	**(1) aktuelle Tätigkeit** (Merkmale meiner gegenwärtigen Tätigkeit)	**(2) gewünschte Tätigkeit** (Was ich mir eigentlich von meiner Tätigkeit wünsche)	**Bewertung***
1.____________			
2.____________			
3.____________			
4.____________			
5.____________			

Mögliche Problembereiche:
Umgang mit Kollegen und Vorgesetzten, Umgang mit Arbeitsmenge und Zeitdruck, Freizeit, Möglichkeiten der beruflichen Weiterentwicklung etc.

* ✗ = Dieses Thema ist mir **wichtig** und beschäftigt mich.
✗✗ = Dieses Thema ist für mich **sehr wichtig** und belastet mich.
✗✗✗ = Dieses Thema belastet mich **ausgesprochen stark** und quält mich im Alltag fast täglich.

Arbeitsblatt 4: Belastungskreislauf mit Lösungsansätzen

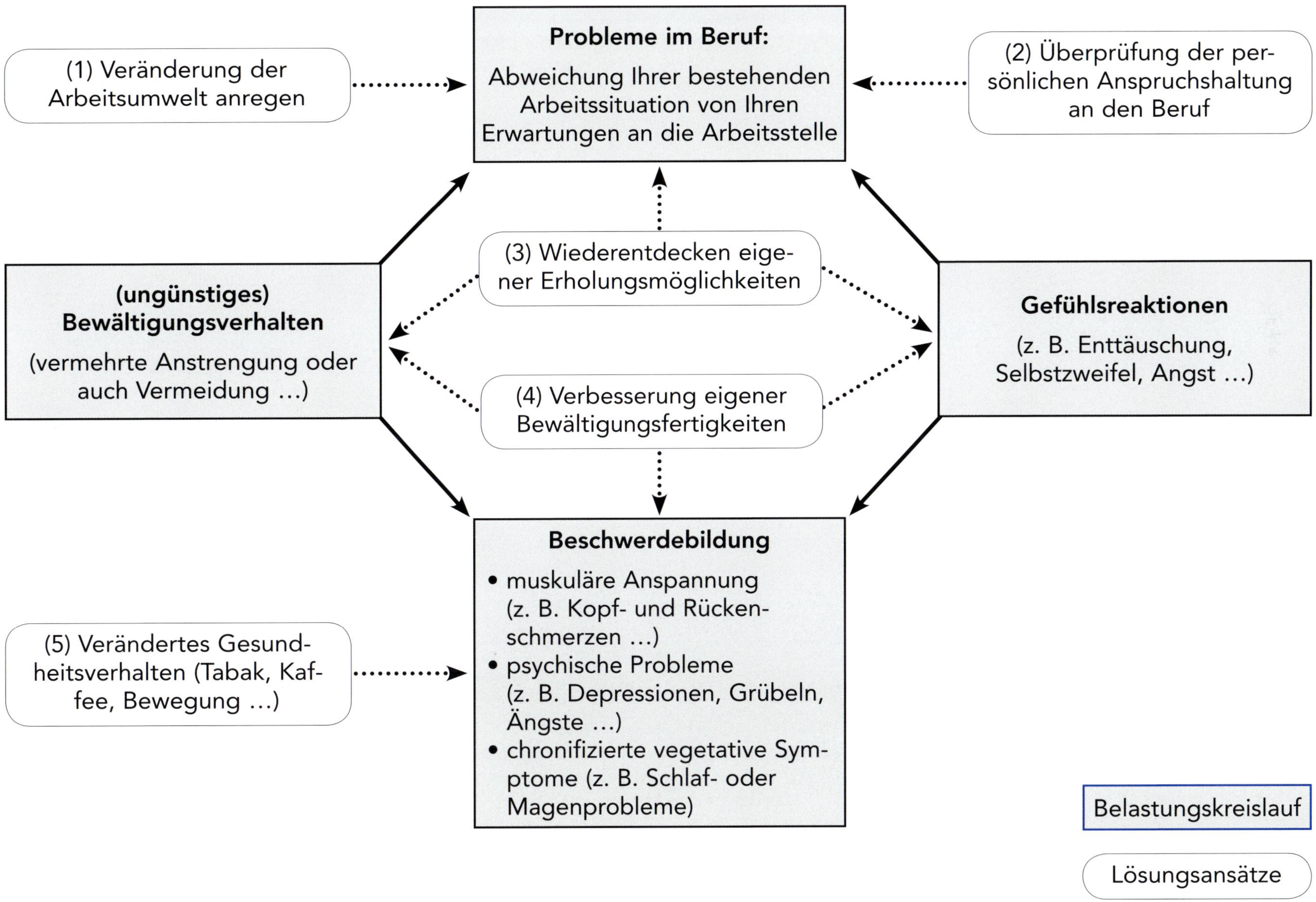

Arbeitsblatt 5: Mein persönlicher Belastungskreislauf

(1) Worin entspricht Ihre Arbeitsstelle nicht Ihren Erwartungen?

(2) Welche unangenehmen Gefühle haben Sie deshalb?

(3) Welche körperlichen und psychischen Beschwerden entwickeln sich infolge beruflicher Belastungen bei Ihnen?

(a) Anspannung, wenn ja, wo und wie?

(b) Psychische Probleme?

(c) Gesundheit und Schlaf

(4) Wie gehen Sie üblicherweise mit beruflichen Problemen um?

Aufgabe
Bitte denken Sie bei der Bearbeitung der Fragen an möglichst konkrete Situationen Ihres Berufsalltags!

Arbeitsblatt 6: Unsicherer, selbstsicherer und aggressiver Kollege

Der unsichere Kollege	Der selbstsichere Kollege	Der aggressive Kollege
– Grüßt zaghaft und mit scheuem Blick, schwacher Händedruck.	– Grüßt und geht angemessen freundlich mit Kollegen um.	– Grüßt nicht bzw. nur Übergeordnete.
– Gibt leicht der Meinung des Gesprächspartners nach.	– Äußert seine Meinung und leistet damit einen Beitrag, ohne auf exklusiver Richtigkeit seines eigenen Beitrages zu beharren.	– Äußert seine Meinung absolut und ist kaum zu Kompromissen bereit.
– Äußert eigene Bedürfnisse selten und mit wenig Nachdruck.	– Äußert Bitten und Wünsche.	– Bringt Bitten und Wünsche unangemessen fordernd zum Ausdruck.
– Traut sich nicht, Nein zu sagen.	– Sagt auch mal Nein, wenn es seinen Bedürfnissen entspricht.	– Neinsagen fällt ihm nicht schwer, er sagt dafür eher selten Ja.
– Kaum verbale Äußerungen von Emotionen, ggf. Appelle an das Mitleid von Kollegen.	– Äußert Emotionen (z.B. »Freut mich, Sie zu sehen« oder »Ich denke, das wird mir etwas zu viel«).	– Äußert Wut oder Ärger, jedoch selten Freude oder gar Angst.
– Schaut weg, richtet den Blick nach unten.	– Hält Blickkontakt.	– Hält Blickkontakt, aber häufig ärgerlich-aggressives »Anstarren«.
– Spricht mit leiser, unverständlicher Stimme.	– Spricht mit fester Stimme.	– Spricht überlaut, brüllt herum.
– Ergreift selten und nur zaghaft das Wort.	– Hört zu und lässt ausreden.	– Unterbricht die Antworten seines Gesprächspartners.
– Achtet zuerst auf die Reaktionen der anderen, dann auf sich selbst.	– Nimmt eigene Bedürfnisse und Bedürfnisse anderer wahr.	– Achtet nicht auf Bedürfnisse anderer.
– Wird bei Rückmeldungen und Kritik rot und rechtfertigt sich sogleich.	– Nimmt Kritik entgegen, dankt für die Rückmeldung und bietet zukünftige Lösung an.	– Wird bei Kritik ungehalten und lässt es nicht zu, seine Leistungen zu hinterfragen.
– Äußert sich selten kritisch.	– Trennt bei Rückmeldungen zwischen Person und Verhalten des anderen. Seine Kritik ist annehmbar und bringt den anderen weiter.	– Wird leicht persönlich beleidigend. Trennt nicht zwischen Person und Verhalten des anderen (z.B. »Sie sind inkompetent«).

Arbeitsblatt 7:
Mein Umgang mit Kollegen und Vorgesetzten

Aufgabe: Wie gehen Sie typischerweise mit Kollegen und Vorgesetzten um?
(1) In welchen Bereichen gibt es Schwierigkeiten und wie verhalten Sie sich?
(2) Welche Veränderungen wünschen Sie sich?
(3) Wie wichtig ist Ihnen dieses Thema?

	Mein Verhalten bisher	**Alternatives Verhalten** (Was ich gerne anders machen würde)	**Bewertung***
Situation 1:			
Situation 2:			
Situation 3:			
Situation 4:			

* ✗ = Dieses Thema ist mir **wichtig** und beschäftigt mich.
✗ ✗ = Dieses Thema ist für mich **sehr wichtig** und belastet mich.
✗ ✗ ✗ = Dieses Thema belastet mich **ausgesprochen stark** und quält mich im Alltag fast täglich.

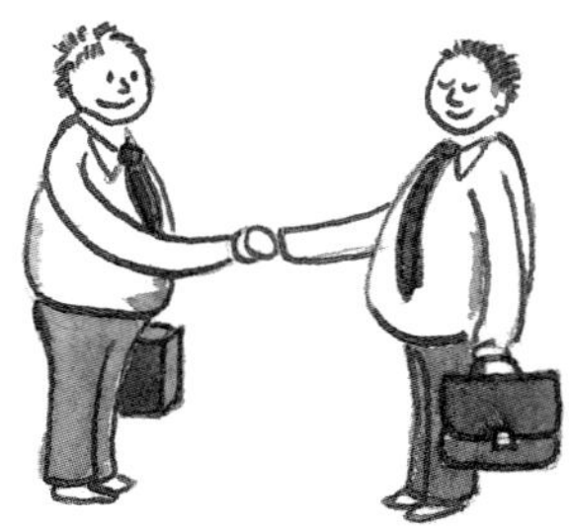

Arbeitsblatt 8: Sprecher- und Zuhörer-Regeln in Konfliktgesprächen

Zuhörer

1. Hören Sie sich die Kritik in Ruhe an und nutzen Sie die Gelegenheit, die Position des Gegenübers auch wirklich zu verstehen.

2. Signalisieren Sie, dass Sie das Gesagte verstanden haben, und danken Sie ggf. für die Rückmeldung.

3. Fassen Sie kurz die Position des anderen mit eigenen Worten zusammen („Wenn ich dich richtig verstanden habe, möchtest du …") und fragen Sie nach.

4. Verzichten Sie auf überflüssige Rechtfertigungen.

5. Teilen Sie Ihrem Gegenüber mit, was Sie zu tun beabsichtigen und was nicht. Zeigen Sie Bereitschaft zu einer gemeinsamen Absprache.

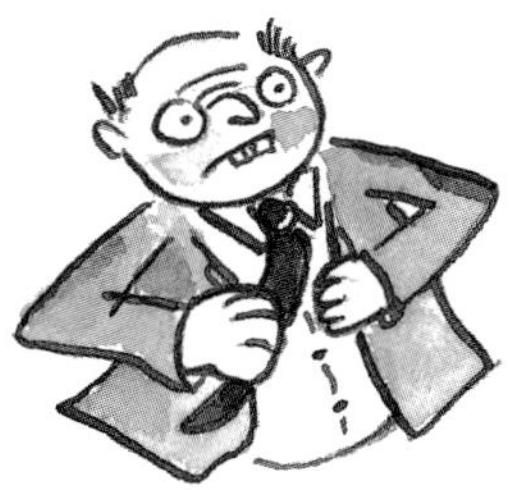

Sprecher:

1. Beschreiben Sie den Sachverhalt und erinnern Sie ggf. an frühere Absprachen. Dabei geht es Ihnen um den Sachverhalt, ohne dass die andere Person abgewertet werden soll.

2. Sprechen Sie in der Ich-Form und drücken Sie das eigene negative Gefühl aus.

3. Beschränken Sie Ihre Kritik auf eine konkrete Situation und ein bestimmtes Verhalten Ihres Gegenübers.

4. Machen Sie einen realisierbaren Änderungsvorschlag und signalisieren Sie damit Ihre wertschätzende Grundhaltung.

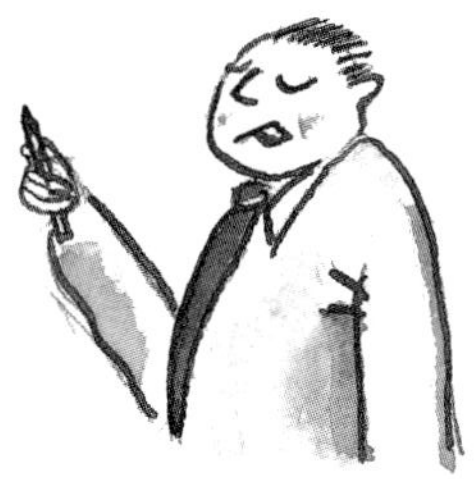

Arbeitsblatt 9:
Problemlöseschritte (1)

(1) Problemdefinition:
Was ist überhaupt das Problem? Wer ist beteiligt? Welches sind die verschiedenen Positionen? Was wurde bereits zur Lösung versucht?

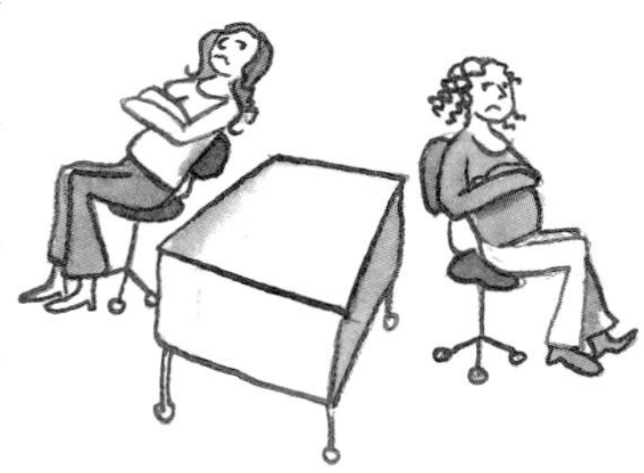

(2) Zieldefinition:
Was soll erreicht werden?

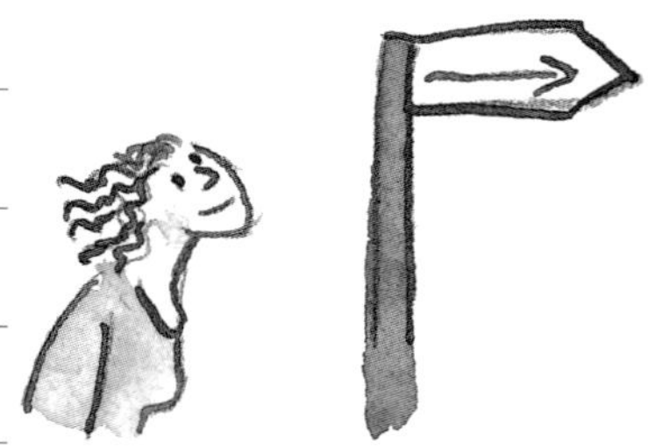

(3) Zusammentragen von Lösungsmöglichkeiten:
Welche Lösungsmöglichkeiten gibt es? Bitte schreiben Sie spontan Lösungsmöglichkeiten für den Konflikt auf. Die Lösungen dürfen auch ungewöhnlich sein (bitte die Lösungen dabei überhaupt nicht bewerten).

1. ______
2. ______
3. ______
4. ______
5. ______

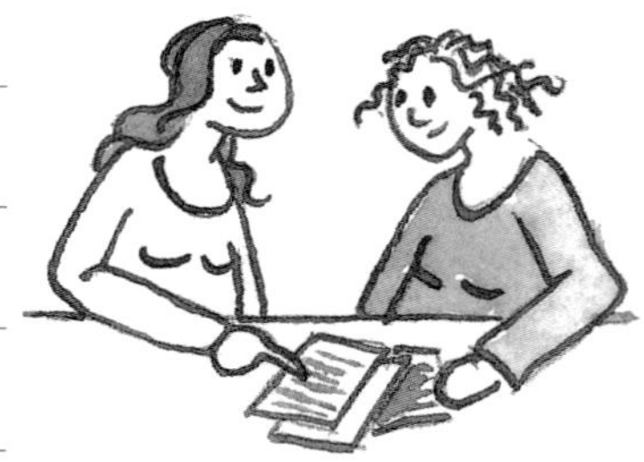

Arbeitsblatt 13:
Strategien zur Stressbewältigung

I. Kurzfristige Strategien

Spontane Erleichterung

Wahrnehmungslenkung

Positive Selbstgespräche

Abreaktion

II. Langfristige Strategien

Entspannung

Zufriedenheitserlebnisse

Soziale Kontakte

Einstellungsänderung

Zeitmanagement

Qualifikation / Fertigkeiten

Problemlösung

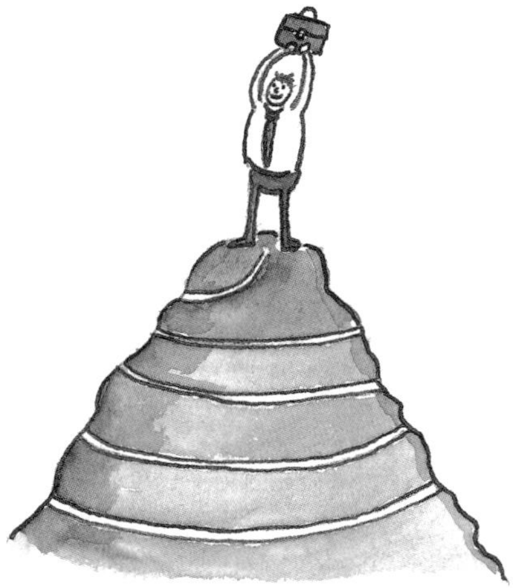

Arbeitsblatt 14:
Strategien zur Stressbewältigung – Beispiele

I. Kurzfristige Strategien

Spontane Erleichterung

Tief durchatmen

Kurzentspannungsübung machen

Mal ausstrecken

Wahrnehmungslenkung

Mal aus dem Fenster schauen

Zeitschrift lesen

Auf das Wesentliche konzentrieren

Positive Selbstgespräche

»Das schaffst du schon«

»Lass dich nicht unterkriegen«

»Ruhe bewahren«

Abreaktion

Nach der Arbeit joggen gehen

Rausgehen, sich aussprechen

Mit Schwung die Treppe hochlaufen

II. Langfristige Strategien

Entspannung

Entspannungsverfahren lernen und üben (Progressive Muskelentspannung, Autogenes Training, Joga, Meditation)

Zufriedenheitserlebnisse

Alte Hobbys wiederbeleben

Freundschaften pflegen

Regelmäßiger Genuss!

Soziale Kontakte

Positive Kontakte zu Kollegen

Private Kontakte pflegen

Hilfe suchen und annehmen

Einstellungsänderung

»Kein Mensch ist fehlerfrei«

»Wozu es jedem recht machen«

»Klar darf ich Hilfe annehmen«

Zeitmanagement

Schriftlichen Kalender führen

Pufferzeiten einbauen

Zeitfresser identifizieren und meiden

Qualifikation / Fertigkeiten

Weiterqualifikation

Seminare zur Stressreduktion

Berufliche Interessen pflegen

Problemlösung

Problem und Ziel definieren

Lösungen sammeln und bewerten

Schritte der Umsetzung überlegen

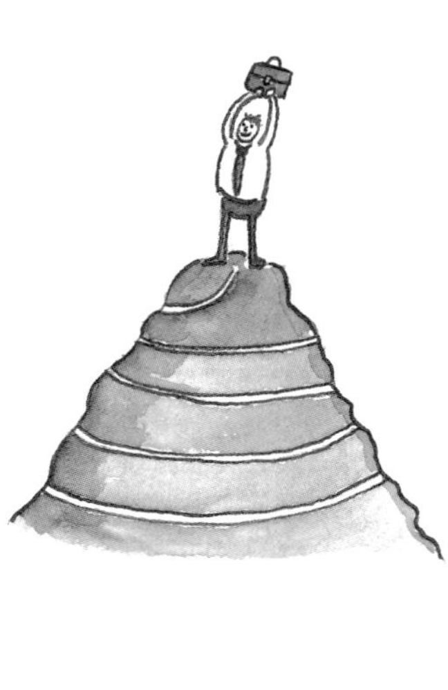

Arbeitsblatt 15:
Stressfördernde Einstellungen

Jeder von uns hat bei seiner Arbeit bestimmte Ansprüche an sich selbst. Erfahrungen zeigen, dass es berufliche Anspruchshaltungen gibt, die den Arbeitsalltag erschweren können. Im Folgenden sind solche Anspruchshaltungen zusammengestellt.

Bitte schätzen Sie ein, inwieweit die folgenden Formulierungen für Sie in Ihrem Arbeitsalltag zutreffen:

	trifft nicht zu	trifft teilweise zu	trifft voll zu
(1) Wenn ich bei der Arbeit nicht alles perfekt mache, bin ich ein Versager.	A	B	C
(2) Jemanden bei der Arbeit um Hilfe zu bitten ist ein Zeichen von Schwäche.	A	B	C
(3) Ich muss unbedingt von allen Menschen, denen ich im Job begegne, gemocht und akzeptiert werden.	A	B	C
(4) Es ist besser, gar nichts zu tun, als etwas zu versuchen, was fehlschlagen könnte.	A	B	C
(5) Wenn mir bei der Arbeit ein Fehler unterläuft, dann ist das furchtbar und katastrophal.	A	B	C
(6) Keiner darf jemals bemerken, dass mir eine Arbeit schwer fällt oder dass ich einen Fehler gemacht habe.	A	B	C
(7) Ich sollte in meinem Job unangenehme Situationen um jeden Preis vermeiden.	A	B	C
(8) Wenn ich bei der Arbeit Nein sage oder etwas für mich tue, bin ich ein Egoist / eine schlechte Arbeitskraft.	A	B	C
(9) Nur wenn ich absolut sicher bin, kann ich berufliche Entscheidungen treffen.	A	B	C
(10) Bei meiner Arbeit bin ich für alles verantwortlich.	A	B	C
(11) Ich muss immer besser sein als die anderen.	A	B	C
(12) Ich muss immer 150 % geben, um bestehen zu können.	A	B	C
(13) Ich darf meinen Kollegen/Vorgesetzen/Kunden gegenüber nie Nein sagen oder ihnen Probleme bereiten.	A	B	C
(14) Bei meiner Arbeit kann ich mich auf niemanden verlassen.	A	B	C
(15) ____________________	A	B	C
(16) ____________________	A	B	C

Arbeitsblatt 16:
Anregungen zur Zeitgestaltung

Grundsätzliches zur Zeitgestaltung

- Zeit zu nutzen bedeutet, die verfügbare Zeit aktiv und konsequent zu planen.
- Zeit kann man nur dann gezielt einsetzen, wenn man sich über seine Ziele (z.B. berufliche Ziele) im Klaren ist.
- Ein Großteil unserer Zeit geht für Zeitdiebe, wie z. B. Unterbrechungen durch das Telefon o. Ä., verloren. Durch das Abstellen von Zeitdieben lässt sich Zeit gewinnen.
- Üblicherweise wird zu viel Zeit mit dringenden Nebensächlichkeiten (ca. 80 %) und zuwenig Zeit mit wirklich wichtigen Aufgaben (ca. 20 %) verbracht.
- Bei der Entscheidung für eine Tätigkeit sind zwei Aspekte wichtig: (1) Wichtigkeit und (2) Dringlichkeit. Sowohl dringende als auch wichtige Erledigungen brauchen ihre Zeit.

Pausengestaltung

- Machen Sie häufiger kleine Pausen. Bei regelmäßigen Pausen setzt die Erschöpfung später ein.
- Machen Sie Pausen, bevor die Leistungsfähigkeit abnimmt.
- Berücksichtigen Sie bei der Wahl von Pausenzeiten Ihren Tagesrhythmus. In der Regel braucht man z. B. nach dem Essen eine Pause.
- Achten Sie auf die richtige Pausenart: bei körperlicher Tätigkeit sitzende/liegende Ruhepausen, bei sitzender Tätigkeit aktive Pausen, z. B. spazieren gehen.

Praktische Tipps der Zeitgestaltung

- Führen Sie angemessene schriftliche Kalender oder Erledigungs-Listen!
- Versuchen Sie einmal schriftlich zu bestimmen, wofür Sie Ihre Zeit einsetzen möchten.
- Identifizieren Sie Zeitdiebe, indem Sie einige Tage lang Protokoll führen. Was hält Sie davon ab zu tun, was Sie wirklich tun wollen?
- Reservieren Sie sich Zeiten für die wirklich wichtigen Erledigungen.
- Beim Prioritäten setzen haben sich 3 Kategorien bewährt: A (sehr wichtig), B (wichtig) und C (weniger wichtig).
- Berücksichtigen Sie bei der Tagesplanung Ihren Tagesrhythmus (A-Aufgaben zu Zeiten hoher Leistungsfähigkeit, i. d. R. gegen 10 Uhr bzw. 19 Uhr, C-Aufgaben z. B. nach dem Essen).
- Planen Sie Pufferzeiten für Störungen ein.
- Fassen Sie gleiche Tätigkeiten zusammen (z. B. Telefonate auf einmal erledigen).
- Legen Sie Zeitgrenzen fest, d. h. bestimmen Sie, wie lange eine Tätigkeit maximal dauern soll.
- Terminieren Sie Aufgaben, d. h. legen Sie fest, bis wann eine Aufgabe erledigt sein soll.
- Empfohlene Zeiteinteilung für einen ganzen Tag: 60 % für geplante Aktivitäten, 20% für unerwartete Aktivitäten, 20 % für angenehme Aktivitäten.
- Belohnen Sie sich nach geleisteten Aufgaben!
- Jeden Tag etwas zur Freude und etwas zum Ausgleich unternehmen!

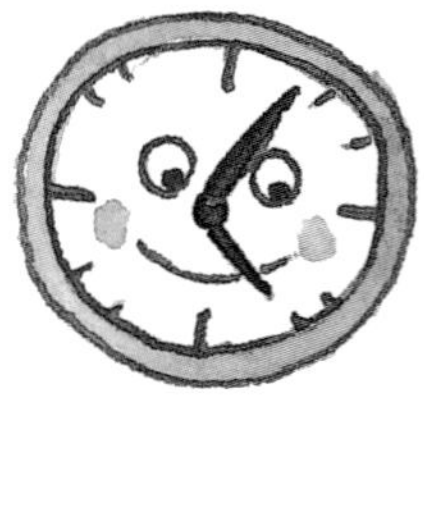

Arbeitsblatt 17:
Positive Selbstgespräche

… es anders bewerten …

Dem stresserzeugenden Gedanken einen hilfreicheren Gedanken entgegensetzen.

Beispiele:

- »Das hab' ich doch früher schon geschafft.«
- »Das ist nicht katastrophal.«
- »Ich weiß, dass ich das kann.«
- »Kein Mensch ist perfekt.«
- ______________________
- ______________________
- ______________________

… eigene Handlungen gedanklich leiten …

Sich durch gezielte Instruktionen bei der Problembewältigung steuern.

Beispiele:

- »Eins nach dem anderen.«
- »Wenn ich das jetzt so und so mache, dann wird es mir gelingen.«
- »Nicht ablenken lassen. Es kommt jetzt darauf an, dass ich …«
- ______________________
- ______________________
- ______________________

… sich selbst ermutigen …

Sich selbst im Stress gezielt durch hilfreiche Gedanken Mut zusprechen.

Beispiele:

- »Du schaffst das.«
- »Keine Panik. Du bist gut vorbereitet.«
- »Es kann nicht schaden, es zu probieren.«
- ______________________
- ______________________
- ______________________

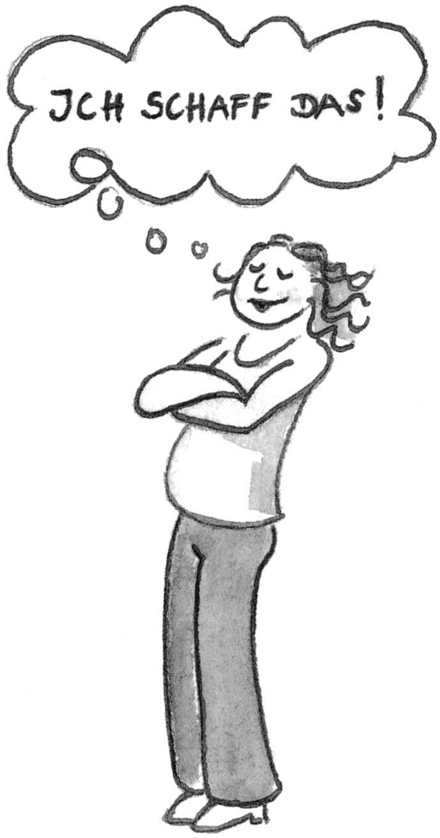

Arbeitsblatt 18:
Pausen und Genussregeln

(1) Pausen und Genuss brauchen Zeit.

(2) Pausen und Genuss müssen erlaubt sein.

(3) Pausen und Genuss gehen nicht nebenbei.

(4) Weniger ist mehr.

(5) Pausen und Genuss bedeuten:
Aussuchen, was mir gut tut.

(6) Pausen und Genuss kann man nicht erzwingen.

(7) Ohne Sinneserfahrung kein Genuss.

(8) Pausen und Genuss sind jeden Tag möglich.

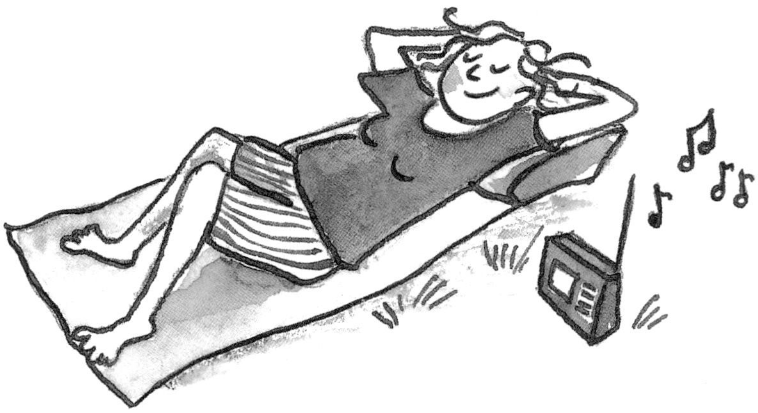

Arbeitsblatt 19:
Anregungen für Pausen und Ausgleich

	Nein, möchte ich nicht	Ja, mache ich schon	Ja, will ich versuchen
Ich schließe Vorbereitungen für wichtige Termine bereits am Vortag ab.	A	B	C
Ich stehe eine halbe Stunde eher auf, um den Arbeitstag in Ruhe zu beginnen.	A	B	C
Ich führe vor der Arbeit ein paar Entspannungs- oder Bewegungsübungen durch.	A	B	C
Ich baue auf meinem Arbeitsweg einen zeitlichen Puffer ein, um entspannt bei der Arbeit anzukommen.	A	B	C
Ich achte bewusst auf die Umgebung (Sonnenaufgang, Licht, Leute, Wetter …).	A	B	C
Ich stelle mich mental auf die Arbeit ein.	A	B	C
Ich gestatte mir während der Arbeit Rückzugsmöglichkeiten (Zurücklehnen, Kurz-Spaziergang …).	A	B	C
Ich baue für spontane Erledigungen Pufferzeiten ein.	A	B	C
Ich plane auch Zeit für Ruhephasen ein.	A	B	C
Für größere Probleme vereinbare ich Termine und kläre sie nicht zwischendurch.	A	B	C
Ich bin bei Fehlern meiner Kollegen auch schon mal wohlwollend.	A	B	C
Ich halte meine täglichen Aufgaben schriftlich fest.	A	B	C
Ich bemühe mich auch während meiner Arbeit um angenehme soziale Kontakte (z. B. einen Kaffee trinken gehen).	A	B	C
Ich achte darauf, es auch wertzuschätzen, wenn ich eine Tätigkeit abgeschlossen habe.	A	B	C
Ich lehne, soweit möglich, auch mal Aufgaben ab.	A	B	C
Ich achte darauf, meine Arbeitszeit einzuhalten und nicht unbegrenzt lange am Arbeitsplatz zu bleiben.	A	B	C
Ich lache auch mal bei der Arbeit.	A	B	C
Ich setze mir regelmäßig Ziele.	A	B	C
Ich schaue auf meine Bedürfnisse, z. B. indem ich meinen Arbeitsplatz mitgestalte.	A	B	C
Ich sorge für ein angemessenes Gleichgewicht angenehmer und unangenehmer Tätigkeiten.	A	B	C
Ich bilde mich fort / halte mich auf dem Laufenden.	A	B	C
Ich unterbreche auch mal meine Arbeit/Tätigkeit, um kurz etwas zu erzählen.	A	B	C
______________________________	A	B	C

Arbeitsblatt 20:
Selbstbeobachtung Pausenverhalten

Pause 1:

Was habe ich gemacht? ______________________________

____

Warum war es angenehm? ______________________________

____

Pause 2:

Was habe ich gemacht? ______________________________

____

Warum war es angenehm? ______________________________

____

Pause 3:

Was habe ich gemacht? ______________________________

____

Warum war es angenehm? ______________________________

____

Pause 4:

Was habe ich gemacht? ______________________________

____

Warum war es angenehm? ______________________________

____

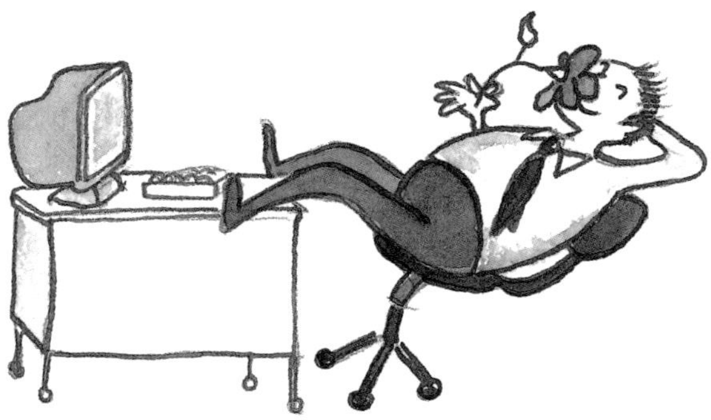

Arbeitsblatt 21:
Meine beruflichen Stärken und Qualifikationen

I. Mein Beruf **erfordert**:

(1) ____

____

(2) ____

____

(3) ____

____

II. Ich **kann** in meinem Beruf gut:

(1) ____

____

(2) ____

____

(3) ____

____

III. So möchte ich zukünftig **meine Stärken** in meiner Arbeit einbringen:

(1) ____

____

(2) ____

____

(3) ____

____

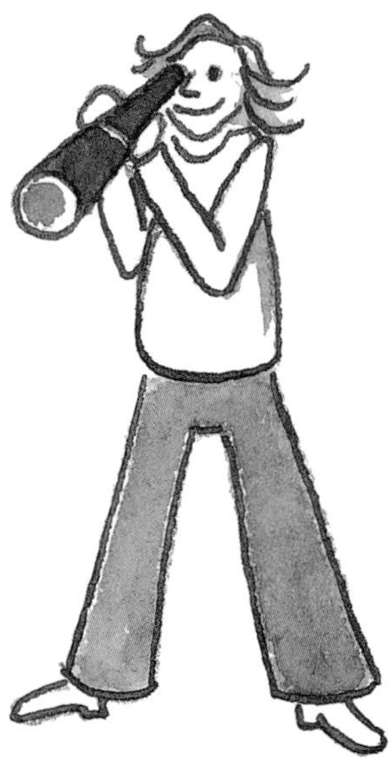

Arbeitsblatt 22: Bewerbungspyramide

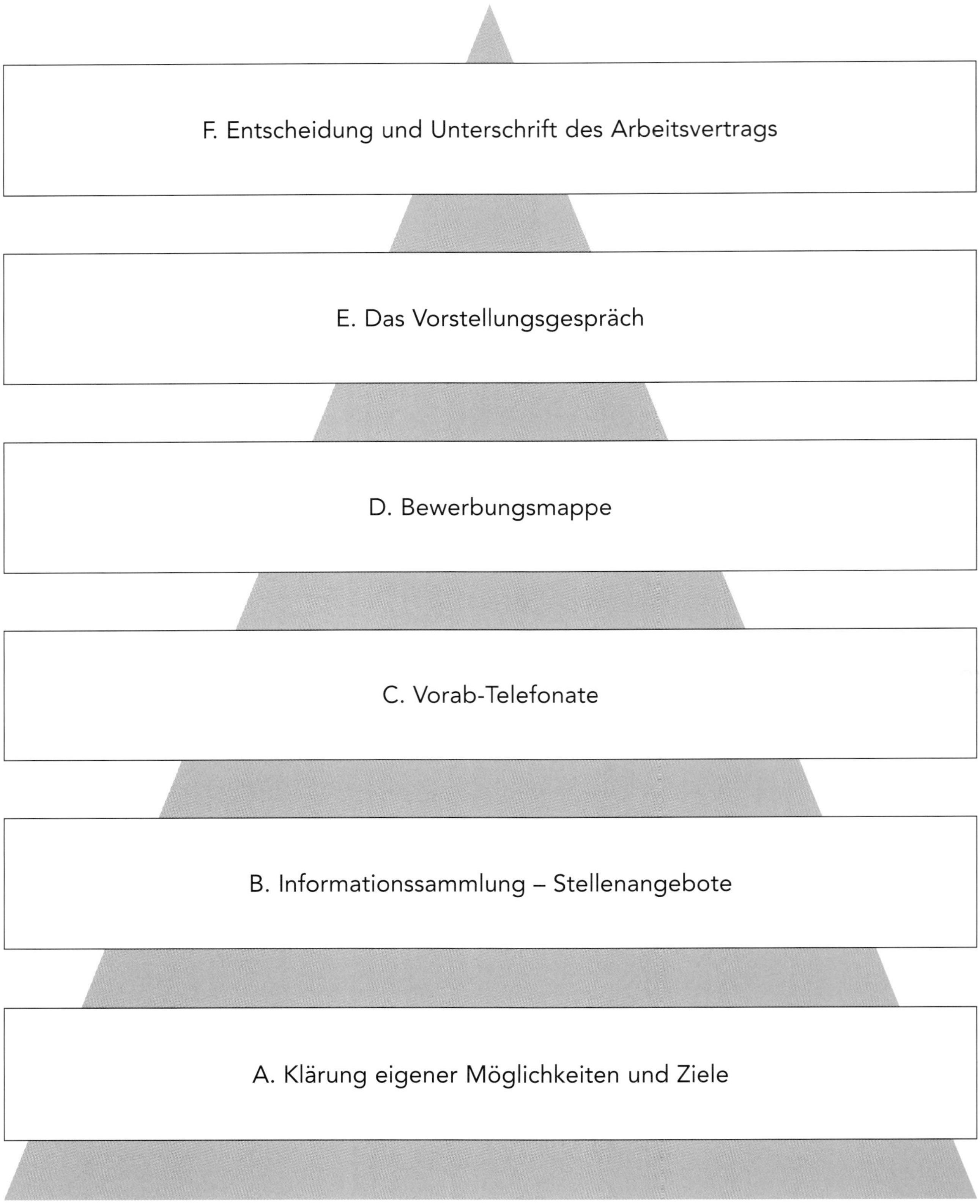

Arbeitsblatt 23:
Stellenangebote

(1) Arbeitsamt (http://www.arbeitsagentur.de)

(2) Stellenanzeigen in Druckmedien

(3) Eigenes Stellengesuch

(4) Initiativbewerbungen (»Blindbewerbung«)

(5) Persönliche Empfehlungen

(6) Das Internet als Informationsquelle

(7) Kontaktmessen

(8) Private Arbeitsvermittler

(9) Fachzeitschriften der Berufsverbände – Ausschreibungen

(10) Unternehmensinterne Ausschreibungen

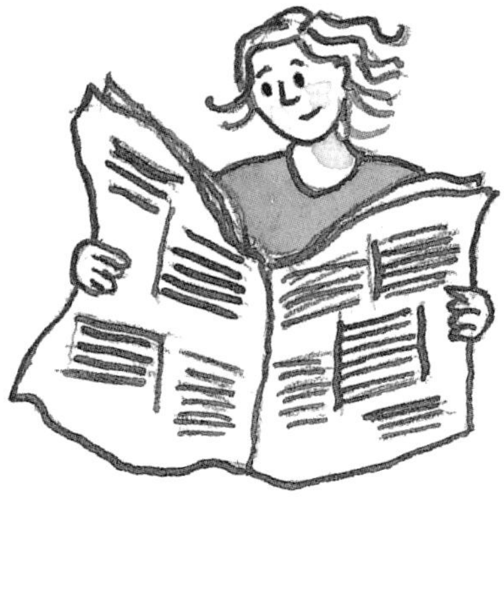

Arbeitsblatt 24: Bewerbungsmappe

I. Bestandteile einer Bewerbungsmappe

- Anschreiben
- Lebenslauf mit Lichtbild
- Anlagen (Zeugnisse, Bescheinigungen usw.)
- außerdem möglich: Deckblatt und Inhaltsverzeichnis der Unterlagen

II. Das Anschreiben

- Das Anschreiben muss angemessen kurz sein. Es sollte nicht länger als eine Seite sein (vgl. Schaubild 1).
- Schreiben Sie kurz und präzise. Vermeiden Sie Wiederholungen und Ausschweifungen.
- Das Anschreiben sollte in einem freundlichen, persönlichen Tonfall verfasst werden. Grundsätzlich sollte die Anrede an eine bestimmte Person gerichtet sein (statt: »Sehr geehrte Damen und Herren«).
- Wenn die Quelle z. B. eine Stellenanzeige ist, dann sollte man sich im Anschreiben auf das dort geforderte Anforderungsprofil beziehen.
- Das Anschreiben wird nicht in die Bewerbungsmappe mit eingeheftet sein, sondern liegt separat auf.
- Vermeiden Sie den Konjunktiv (»strebe ich an« statt »würde ich gerne«)

1. Absenderangabe
2. Ort und Datum
3. Empfängeranschrift
4. Betreff
5. Anrede
6. Brieftext
   - Einleitung
   - Ihr Angebot an den Arbeitgeber
   - Ihre Vorstellungen von der Stelle
   - Schlussabsatz
7. Grußformel
8. Unterschrift
9. Anlagenhinweis

III. Der Lebenslauf

- Meistens ist ein tabellarischer, weitestgehend chronologisch geordneter Lebenslauf optimal.
- Erwähnen Sie nur das, was für den Arbeitgeber auch von Interesse ist.
- Je weiter Ereignisse zurückliegen, desto unwichtiger werden sie.
- Ein Lebenslauf muss Angaben zu zentralen Aspekten der Ausbildung und Berufserfahrung enthalten (vgl. Schaubild 2, soweit zutreffend).
- Der Lebenslauf sollte keine zeitlichen Lücken aufweisen. In Zeiten fehlender Vollbeschäftigung sind Zeiten der Arbeitssuche kein grundsätzlicher Makel mehr.

1. Persönliche Daten (Name, Anschrift, Geburtsdatum)
2. Schulzeit
3. Wehr- oder Zivildienst, Praktika, FSJ
4. Berufsausbildung
5. Studium
6. berufliche Erfahrungen
7. Zusatzqualifikationen
8. besondere Kenntnisse und Fähigkeiten
9. Ort, Datum, Unterschrift, ggf. Lichtbild

Arbeitsblatt 25:
Vorstellungsgespräch

1. Erzählen Sie uns etwas über sich.
2. Warum bewerben Sie sich für diese Position?
3. Warum sind Sie für uns der/die richtige Kandidat/-in?
4. Was erwarten Sie sich von uns/dem Job?
5. Was sind Ihre beruflichen Stärken und Schwächen?
6. Was möchten Sie in 3/5/10 Jahren erreicht haben?
7. Warum machen Sie das, was Sie machen (Beruf/Position/Aufgabe)?
8. Wo liegen Ihre Arbeitsschwerpunkte?
9. Was machen Sie, wenn Sie nicht arbeiten/in Ihrer Freizeit?
10. Welche Fragen haben Sie an uns?

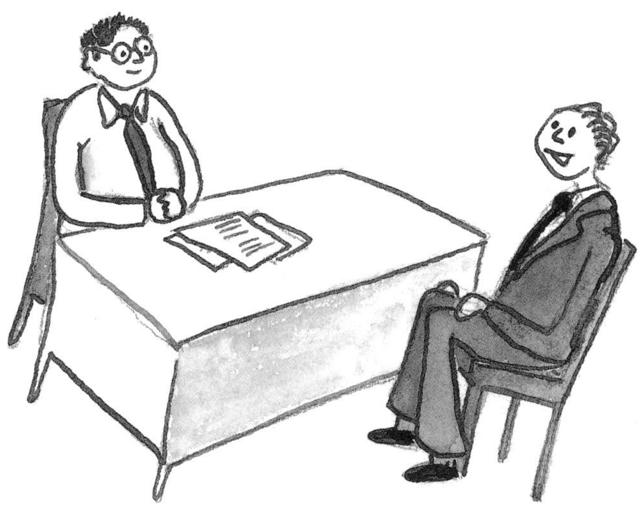

Arbeitsblatt 26: Schwierige Aspekte der Bewerbung

I. Vorbemerkungen

- Fehlzeiten, z. B. durch Krankheit, Therapien, Klinikaufenthalte oder Haftstrafen erfordern einen sensiblen Umgang sowie eine gute Vorbereitung auf kritisches Nachfragen.
- Grundsätzlich empfiehlt es sich, in Vorstellungsgesprächen die an Sie gerichteten Fragen selbstbewusst offen und inhaltlich korrekt zu beantworten – es sein denn, es handelt sich um »unzulässige Fragen« (s. u.). Werden Sie jedoch nicht z. B. nach Ihren Vorerkrankungen gefragt, so müssen Sie Ihrem Arbeitgeber diesbezüglich nicht informieren.
- Lassen sich Ausfallzeiten, die durch schicksalhafte Lebensumstände (Tod eines Verwandten, Unfall, Ehescheidung o. Ä.) bedingt bzw. mitbedingt sind und dann erfolgreich bewältigt wurden, nicht kaschieren, kann es sinnvoll sein, diese offensiv zu thematisieren. Sie belegen dadurch, auch mit schwierigen Lebenssituationen umgehen zu können.

II. Umgang mit schwierigen Aspekten im Lebenslauf

- Lücken zwischen Ausbildung und erstem Job: Nicht einfach offen lassen, sondern – soweit inhaltlich stimmig – mit Praktika/Nebenjobs, Fortbildungsmaßnahmen oder »Sprach- und Studienreisen« füllen.
- Längere Arbeitslosigkeit: Bei fremdverschuldeter Kündigung ist es sinnvoll, den Grund zu nennen (z. B. Stellenabbau). Auch hier ist es wichtig, Eigenengagement, z. B. in Form von Fortbildungsmaßnahmen, zu belegen. Außerdem kann es für Frauen wie auch Männer mit Kindern sinnvoll sein, eine »Erziehungszeit« als Grund anzuführen.
- Kündigung während der Probezeit: Sollte der Eindruck entstehen können, dass Sie die Probezeit nicht überstanden haben, so kann es günstiger sein, eine Beendigung des Arbeitsverhältnisses auf eigenen Wunsch aus fachlichen Gründen anzugeben.
- »Familienphasen«: Günstig ist es zu belegen, dass Sie z. B. durch Auffrischungs- und Fortbildungskurse nie den Kontakt zum eigenen Beruf verloren haben. In der Mehrzahl der Fälle ist es das Beste, familienbedingte Ausfallzeiten selbstbewusst herauszustellen.
- Drogen- und Alkoholprobleme: Eine erfolgreiche Bewältigung entsprechender Probleme kann, wenn das Thema zur Sprache kommt, gegenüber dem Arbeitgeber für Sie sprechen.
- Krisen und schwere Erkrankungen: Bei Lücken unter drei Monaten können diese verschwiegen werden. Es besteht – soweit die zukünftige Arbeitsfähigkeit nicht beeinträchtig ist – keine Auskunftspflicht.

III. Umgang mit schwierigen Aspekten im Vorstellungsgespräch

Folgende Fragen sollten bzw. dürften im Vorstellungsgespräch nicht gestellt werden – respektive sind Sie nicht verpflichtet, diese wahrheitsgemäß zu beantworten:

- Planen Sie zu heiraten und Kinder zu bekommen? Sind Sie schwanger? Haben Sie Schulden? (Außer Sie bewerben sich als Kassierer o. Ä.) Rauchen Sie? Außerdem sind Fragen zur sexuellen Orientierung unzulässig.
- Allgemeine Fragen zum Gesundheitszustand, z. B. »Sind Sie häufig krank?« oder »Waren Sie schon einmal ernstlich krank?« (Insb. solche Erkrankungen, die nicht eine unmittelbare Bedrohung für Dritte darstellen.)
- Eine Schwerbehinderung von 50 % und mehr muss auf Nachfrage wahrheitsgemäß dargelegt werden, ebenso Erkrankungen, die absehbar Ihre Arbeitsfähigkeit in der angestrebten Tätigkeit gefährden.

Diese Angaben können nicht mehr sein als allgemeine Hinweise. Es gibt zahlreiche Ausnahmen.
Bitte wenden Sie sich im Zweifelsfall immer an eine qualifizierte Beratungsstelle.
Für diese Informationen kann keine Haftung übernommen werden.

Arbeitsblatt 27: Beispiel-Lebenslauf

	Persönliche Daten
Geburtsdatum	20. Oktober 1961
Geburtsort	München
Familienstand	verheiratet, zwei Kinder
	Schulische Ausbildung
Aug. 1967 – Juni 1977	Grund- und Hauptschule München-Pasing Abschluss: Qualifizierender Hauptschulabschluss
	Berufliche Aus- und Weiterbildung
Sept. 1977 – Sept. 1978	Freiwilliges Soziales Jahr (FSJ) im ev. Säuglingsheim Löhehaus, München, Blutenburgallee
Okt. 1978 – Okt. 1981	Ausbildung zur Sportfachverkäuferin bei der Firma FIT, München, Germersheimer Landstraße
	Berufliche Tätigkeiten
Okt. 1981 – Apr. 1983	Tätigkeit als Sportfachverkäuferin bei der Firma FIT, München
Apr. 1983 – Jan. 1990	Familienphase
Feb. 1990 – Juni 2006	Tätigkeit als Einzelhandelskauffrau bei der Bäckerei Brezel, München-Untersendling (Aufgabengebiet: Verkauf)
	Sonstige Kenntnisse
	• Führerschein • Englisch (fließend) • EDV-Kenntnisse (Windows, Microsoft-Office)
	München, den 17. Juni 2006

Angelika Jobsuch